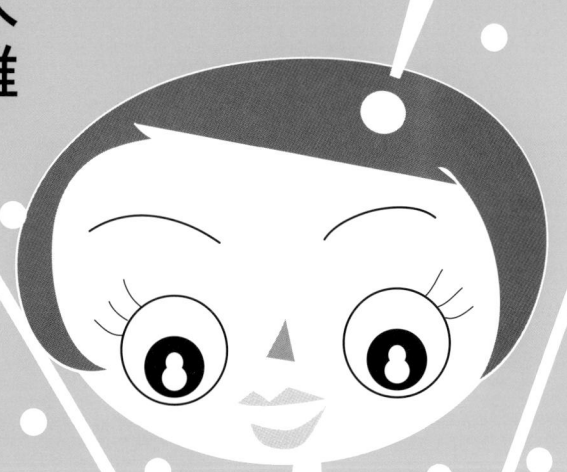

歯科衛生士のための
臨床論文の読み方

歯科二次情報集

監修 豊島 義博
　　 鶴本 明久
　　 島田 達雄

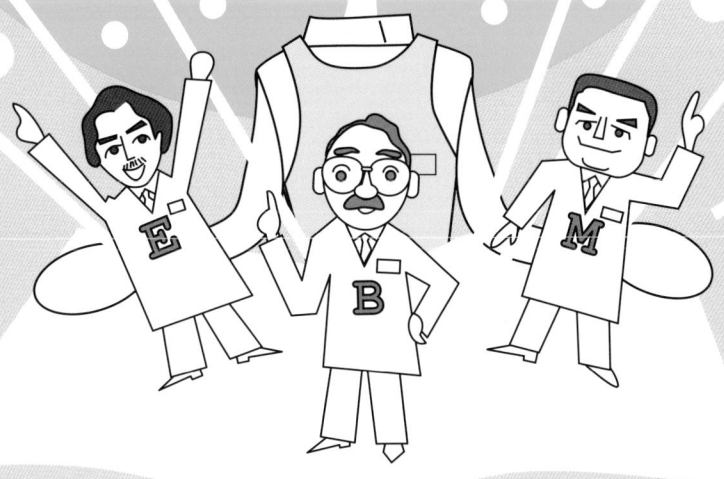

クインテッセンス出版株式会社

別冊歯科衛生士
歯科衛生士のための臨床論文の読み方
──歯科二次情報集──

2004年2月10日発行

web page address　　http://www.quint-j.co.jp/
e-mail address：info@quint-j.co.jp

監　　修　　豊島義博、鶴本明久、島田達雄
　　　　　　（とよしまよしひろ）（つるもとあきひさ）（しまだたつお）

発 行 人　　佐々木　一高

発 行 所　　クインテッセンス出版株式会社
　　　　　　東京都文京区本郷3丁目2番6号　〒113-0033
　　　　　　クイントハウスビル　電話（03）5842-2270（代表）
　　　　　　　　　　　　　　　　　　（03）5842-2272（営業部）
　　　　　　　　　　　　　　　　　　（03）5842-2278（編集部直通）

印刷・製本　サン美術印刷株式会社

Ⓒ2004　クインテッセンス出版株式会社　　禁無断転載・複写
Printed in Japan　　落丁本・乱丁本はお取り替えします
　　　　　　　　　ISBN4-87417-793-X　C3047

巻頭まんが

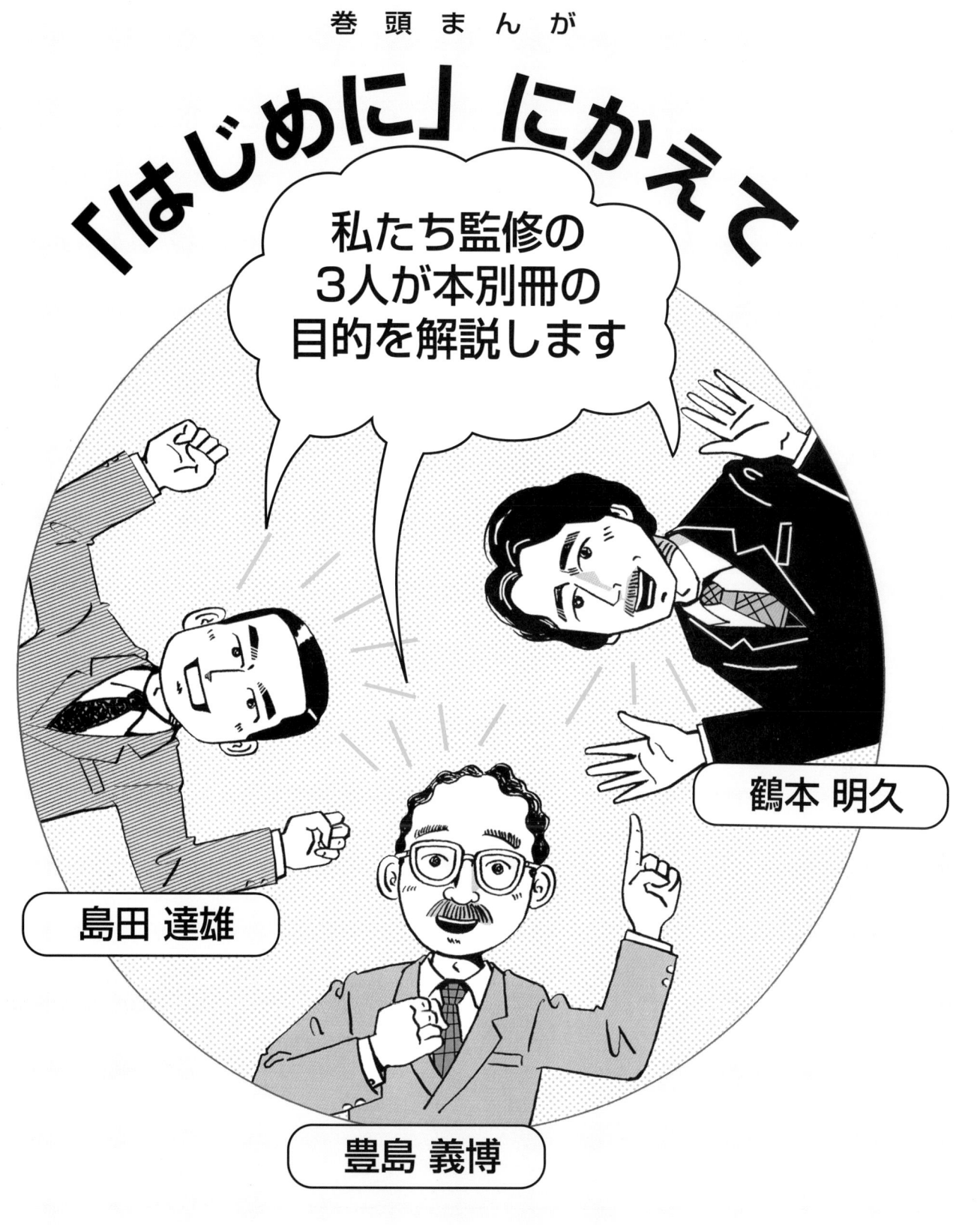

「はじめに」にかえて

私たち監修の3人が本別冊の目的を解説します

鶴本 明久

島田 達雄

豊島 義博

巻頭まんが

私たち臨床医療従事者は、日々の臨床をこなしていると、さまざまな疑問がわいてきます。

患者さんから予想外の質問を受けることがありますよね。

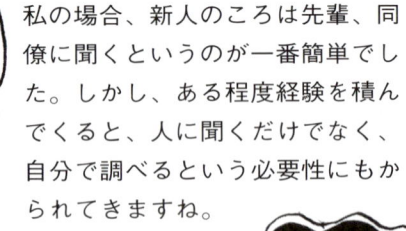

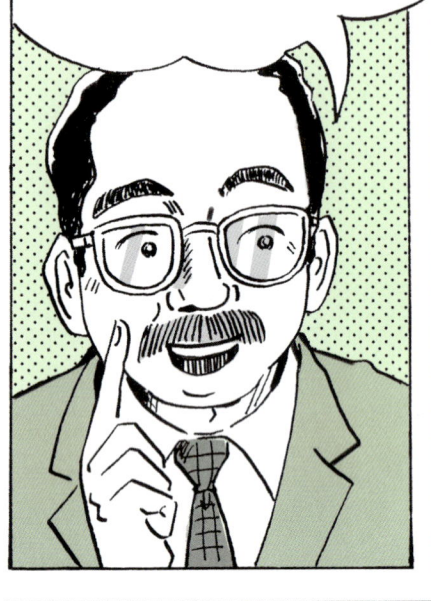

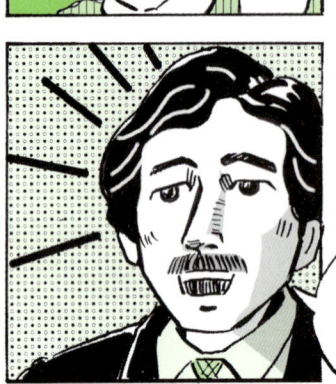

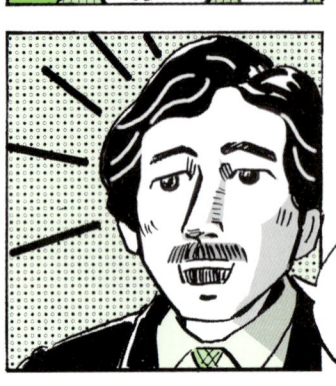

私の場合、新人のころは先輩、同僚に聞くというのが一番簡単でした。しかし、ある程度経験を積んでくると、人に聞くだけでなく、自分で調べるという必要性にもかられてきますね。

それを皆さんどう解決しているでしょうか？

現在のようにインターネットで世界中の情報源にアクセスできるようになると、情報が多すぎて、いったいどのように調べれば妥当性の高い情報にたどりつくのだろうかと迷ってしまいます。

数年前より、僻地診療の医師たちによって日本に紹介されたEBM（Evidence-based Medicine）という技法は、この臨床現場での問題を解決するための情報整理学として多くの医療従事者に迎えいれられました。

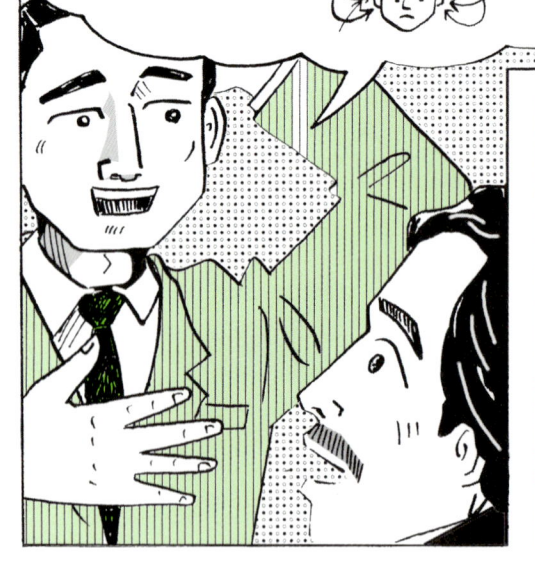

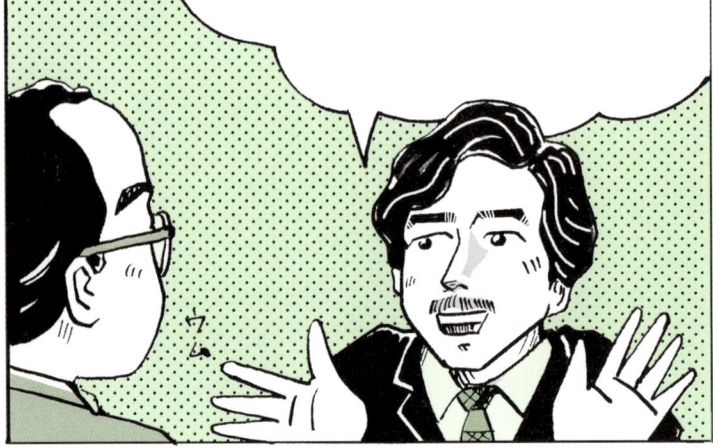

「はじめに」にかえて

実はこの別冊は、「EBMのエッセンスを取り入れながら最新の歯科医療情報を整理したYear Bookのようなものをつくりませんか」と編集部より提案がありました。

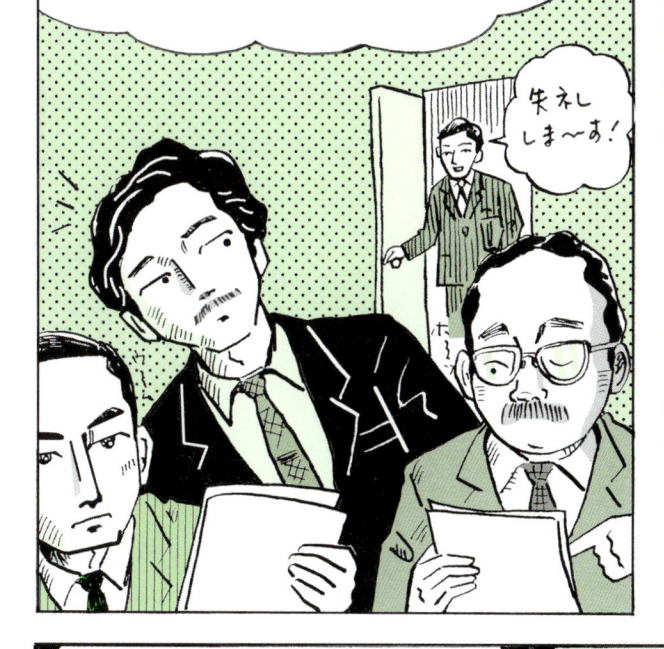

失礼しま〜す！

しかし私たち監修者は、新しい歯科情報の羅列や、これが正しいエビデンスだ！と、正解集のような情報を提供することには抵抗がありました。

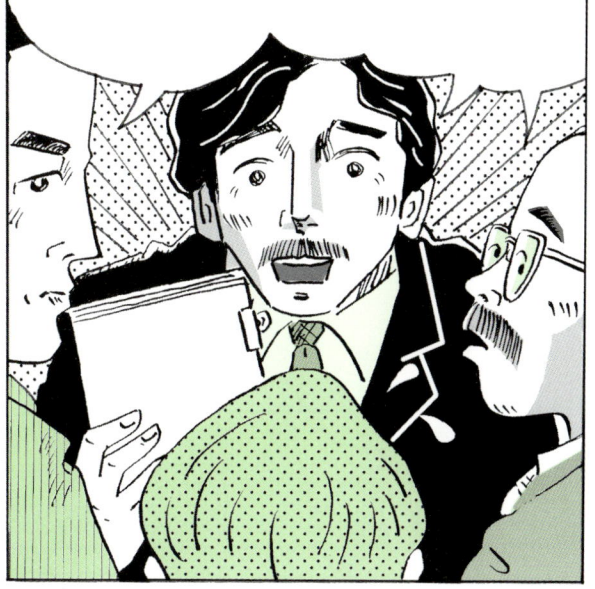

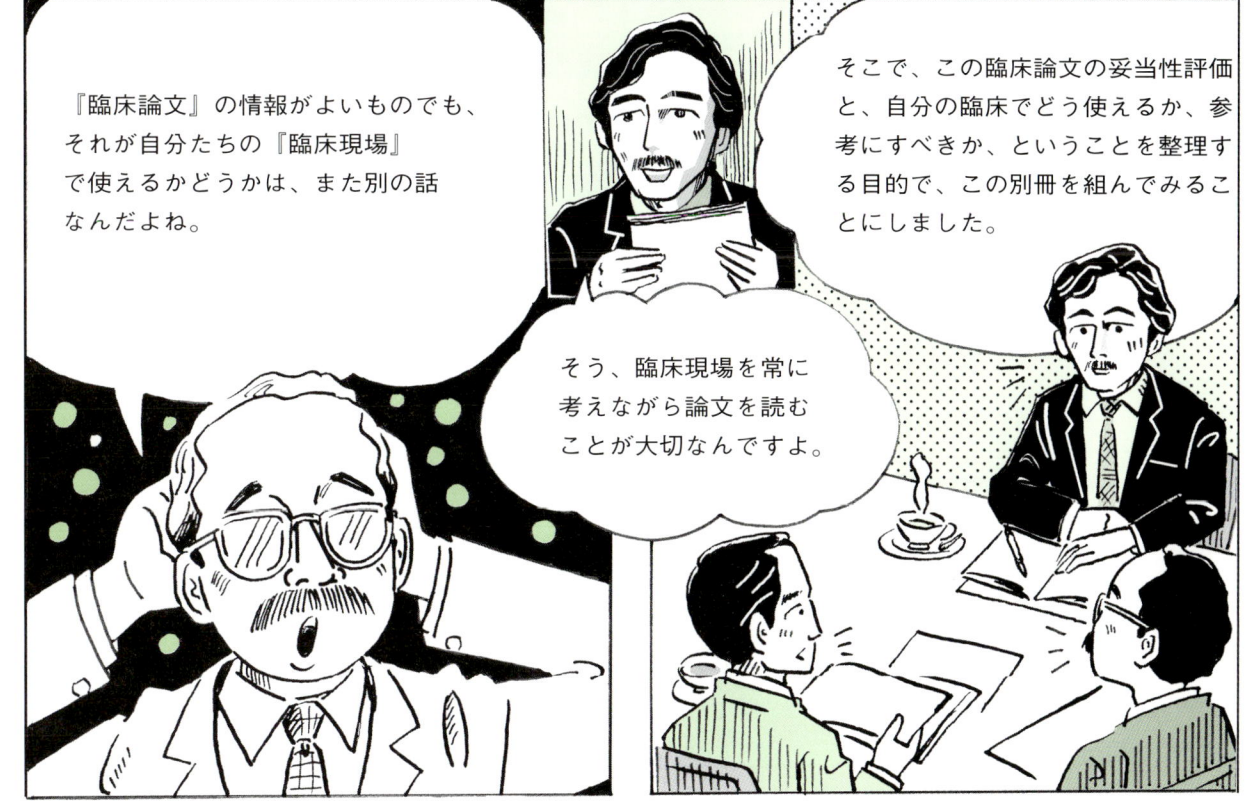

『臨床論文』の情報がよいものでも、それが自分たちの『臨床現場』で使えるかどうかは、また別の話なんだよね。

そう、臨床現場を常に考えながら論文を読むことが大切なんですよ。

そこで、この臨床論文の妥当性評価と、自分の臨床でどう使えるか、参考にすべきか、ということを整理する目的で、この別冊を組んでみることにしました。

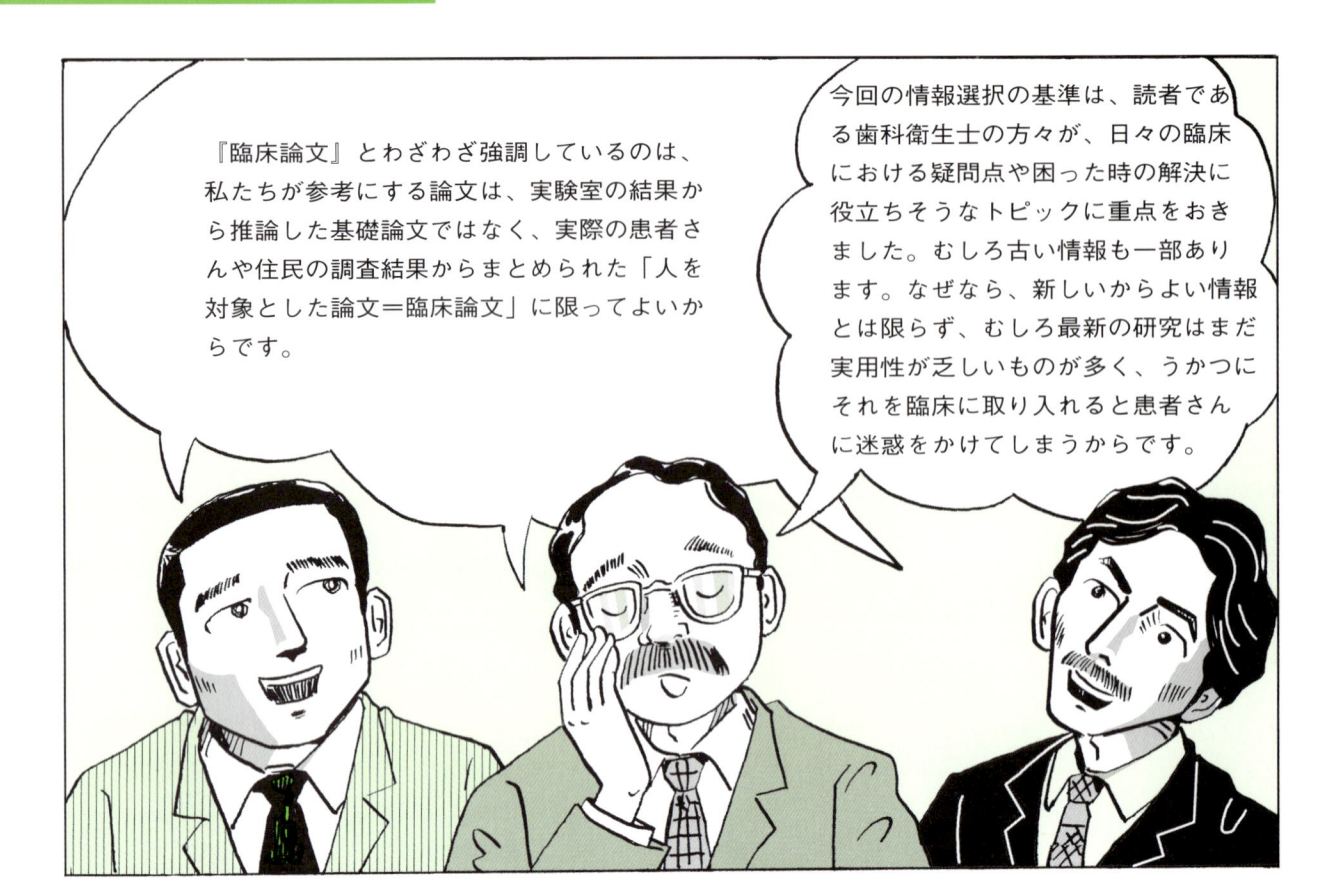

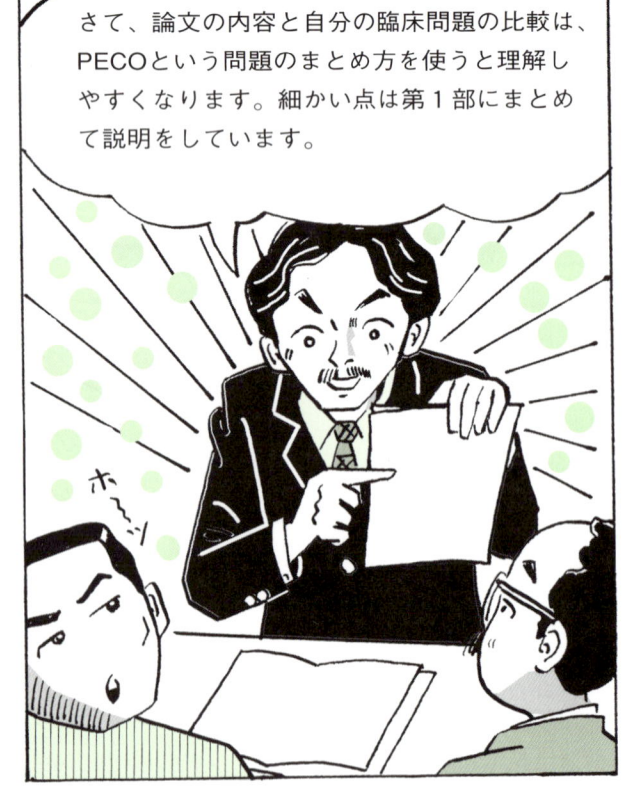

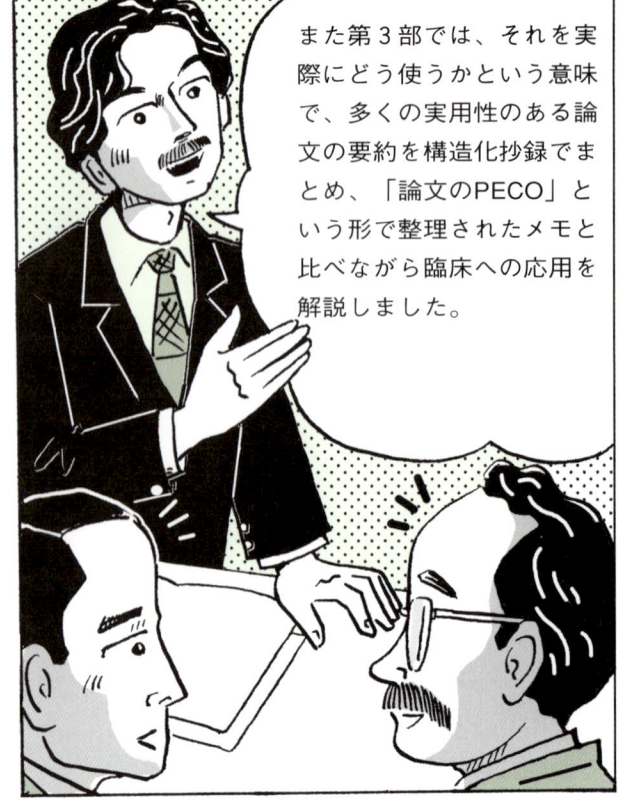

巻頭まんが

『臨床論文』とわざわざ強調しているのは、私たちが参考にする論文は、実験室の結果から推論した基礎論文ではなく、実際の患者さんや住民の調査結果からまとめられた「人を対象とした論文＝臨床論文」に限ってよいからです。

今回の情報選択の基準は、読者である歯科衛生士の方々が、日々の臨床における疑問点や困った時の解決に役立ちそうなトピックに重点をおきました。むしろ古い情報も一部あります。なぜなら、新しいからよい情報とは限らず、むしろ最新の研究はまだ実用性が乏しいものが多く、うかつにそれを臨床に取り入れると患者さんに迷惑をかけてしまうからです。

さて、論文の内容と自分の臨床問題の比較は、PECOという問題のまとめ方を使うと理解しやすくなります。細かい点は第1部にまとめて説明をしています。

また第3部では、それを実際にどう使うかという意味で、多くの実用性のある論文の要約を構造化抄録でまとめ、「論文のPECO」という形で整理されたメモと比べながら臨床への応用を解説しました。

「はじめに」にかえて

構造化抄録は、忙しい臨床医療従事者が論文を効率的に理解するために考えだされた要約方法で、今日では世界中の一流医学・歯学臨床雑誌で採用されています。

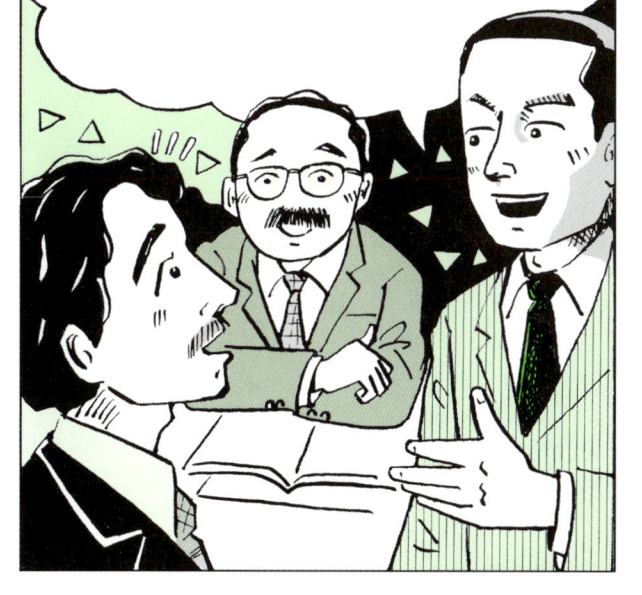

また、この構造化抄録を集めた臨床歯科医療従事者向けの要約雑誌（二次情報）として、The Journal of Evidence-Based Dental Practice（JEBDP）誌（米国）やEvidence-BasedDentistry（EBD）誌（英国）が刊行されています。

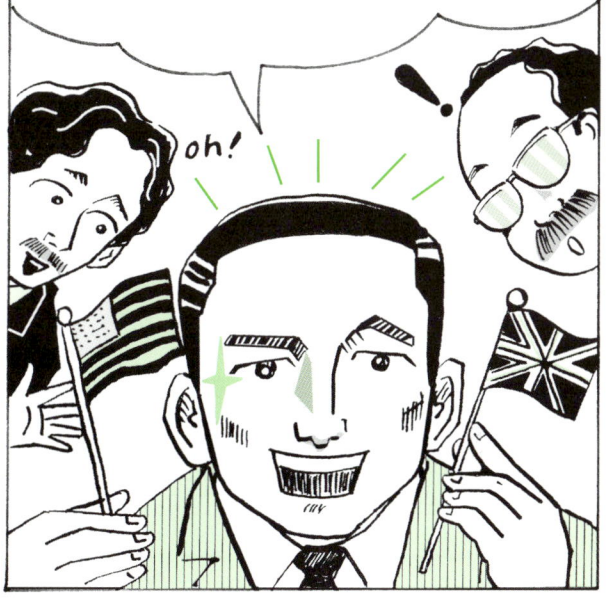

今回の別冊は、このJEBDP誌をお手本として、臨床現場で役立ちそうな二次情報誌としてまとめてみました。

もし、あなたの疑問に当てはまる二次情報がこの別冊の中にあったら、ぜひ活用していただきたいと思います。

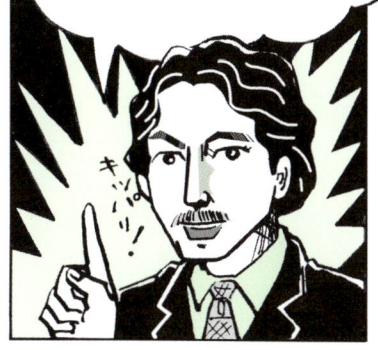

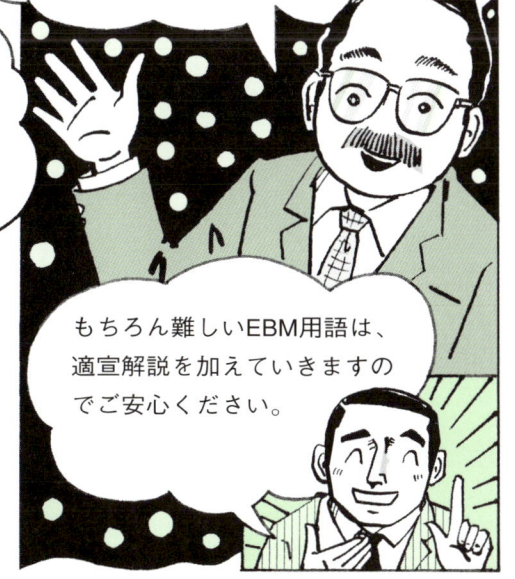

しかし活用する際には、ここに掲載された二次情報をそのまま適用するのではなく、ぜひ元となっている論文を取り寄せて目を通されることをお勧めしますよ。

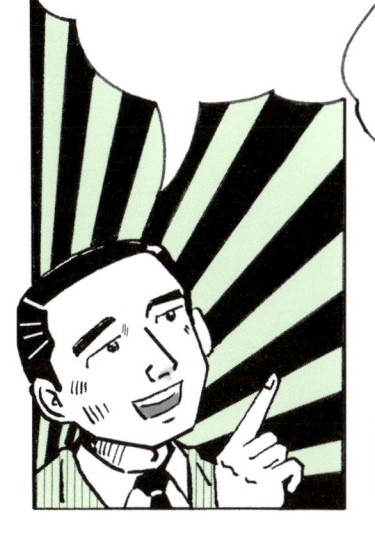

もちろん難しいEBM用語は、適宜解説を加えていきますのでご安心ください。

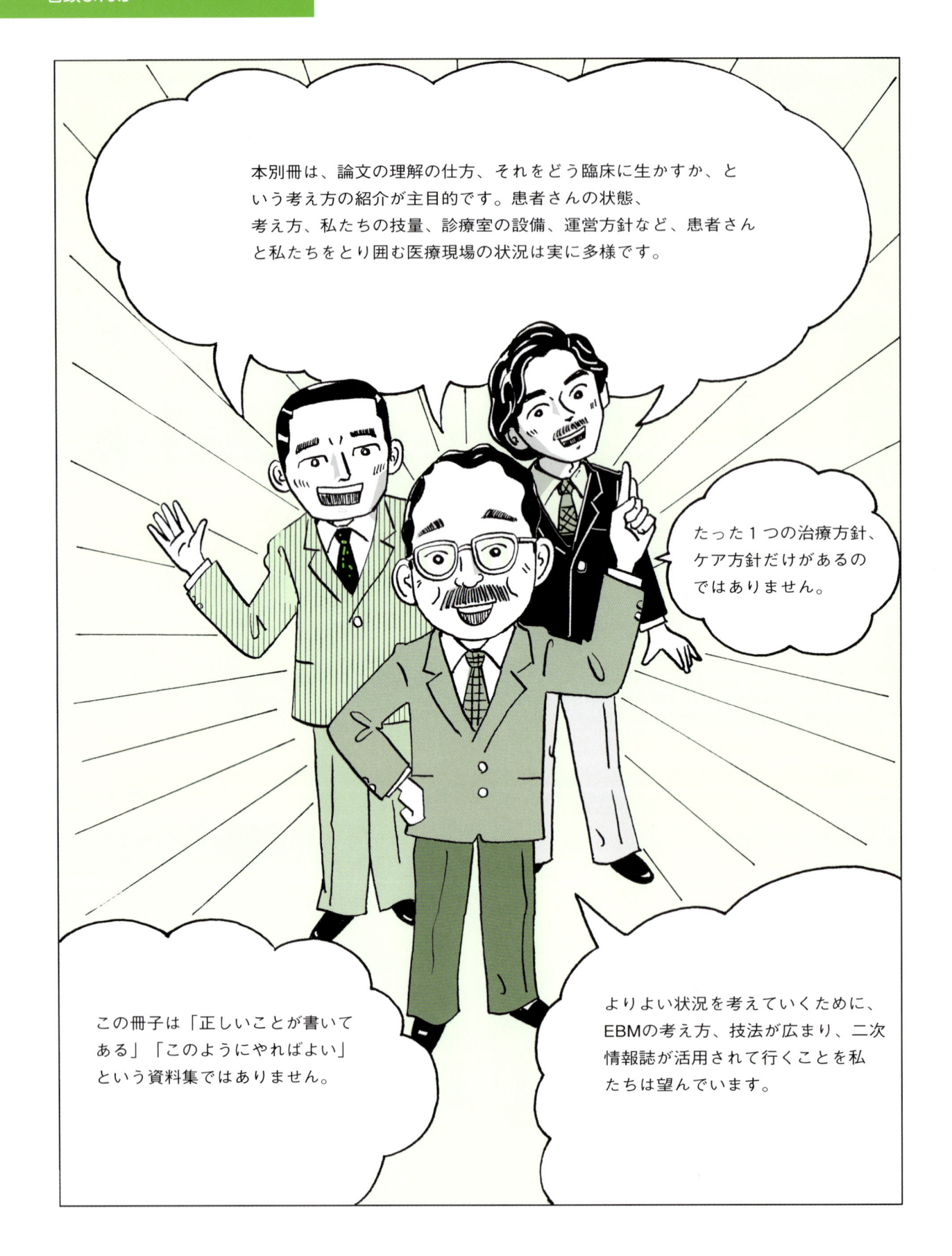

巻頭まんが

本別冊は、論文の理解の仕方、それをどう臨床に生かすか、という考え方の紹介が主目的です。患者さんの状態、考え方、私たちの技量、診療室の設備、運営方針など、患者さんと私たちをとり囲む医療現場の状況は実に多様です。

たった1つの治療方針、ケア方針だけがあるのではありません。

この冊子は「正しいことが書いてある」「このようにやればよい」という資料集ではありません。

よりよい状況を考えていくために、EBMの考え方、技法が広まり、二次情報誌が活用されて行くことを私たちは望んでいます。

CONTENTS

巻頭まんが　「はじめに」かえて	3
第1部　企画特集　日常臨床の疑問を解決するために	11
第1章　疑問の定式化	
第2章　はじめての検索〜有名な医学・歯学論文を検索してみよう〜	
第2部　EBM初学者のための基礎用語集	23
第1章　研究デザインを理解しよう	
第2章　エビデンスレベルを知ろう	
第3章　NNTを計算してみよう	
第4章　用語を覚えよう	
第3部　歯科衛生士臨床に活かせる論文抄訳集	35
歯周病	36

1. 歯周治療　中等度歯周炎の治療には、外科・非外科、どちらが有効か？
2. 歯周治療　超音波スケーラーによる歯肉縁下のデブライトメントは有効か？
3. 歯周治療　妊婦の歯周治療は、早産と低体重児出産のリスクを下げる
4. 歯周治療　エムドゲイン®は非外科治療には効果がない
5. 歯周治療　通常の歯周治療には、抗生剤の使用は効果がない
6. 歯周治療　重度な歯周病患者には、非外科治療だけではコントロールできない
7. 歯周病のリスク因子　飲酒は歯周病のリスク因子かもしれない
8. 歯周病のリスク因子　歯槽骨吸収と歯の喪失のリスク因子は何か？

　　う蝕 58

9. ブラッシング　ハイリスクの子どもに、管理下のブラッシングは有効か？
10. ブラッシング　マルチブラケット装置による矯正治療中のプラーク除去と歯肉炎予防には、手用歯ブラシより電動歯ブラシが有効である
11. フッ化物　未就学児の隣接面う蝕の予防に、フッ化物配合歯磨剤は有効か？
12. フッ化物　ブラッシング後の洗口はう蝕予防に影響するか？
13. フッ化物　フッ化物洗口は小児のう蝕予防に有効か？
14. フッ化物　フッ化物配合歯磨剤は、小児のう蝕予防に有効か？
15. フッ化物　矯正治療時に、PMTCとクロルヘキシジン洗口を併用した予防処置を行うことは効果的か？
16. キシリトール　母親がキシリトールガムを2年間噛めば、6歳までの子どものミュータンスレンサ球菌レベルを下げることができる
17. キシリトール　キシリトールキャンディのう蝕予防効果
18. クロルヘキシジン　萌出途中の永久歯に対するクロルヘキシジンバーニッシュの効果
19. クロルヘキシジン　修復歯マージンのミュータンスレンサ球菌に対するクロルヘキシジンバーニッシュとジェルの効果の比較
20. う蝕のなりやすさ　世代によって、歯種別のう蝕のなりやすさには違いがある
21. 知覚過敏　硝酸カリウム＋フッ化スズ＋フッ化ナトリウム配合歯磨剤は、象牙質知覚過敏症に効果があるか？
22. シーラント　シーラントの種類によってう蝕予防効果に差があるか？
23. ホーソン効果　口腔衛生状態の不良な矯正患者に、ホーソン効果を利用して良好な結果を得ることができた

CONTENTS

24. プロバイオティックス　Lactobacillus rhamnosus GGを含有した低温殺菌牛乳の飲用は、う蝕の危険性を減らす効果がある

口腔ケア ·· 98

25. 誤嚥性肺炎予防　特別養護老人ホームにおける高齢者の口腔ケアは、誤嚥性肺炎を予防できるか？
26. 誤嚥性肺炎予防　高齢者退役軍人における誤嚥性肺炎の歯科的リスクファクター
27. 誤嚥性肺炎予防　クロルヘキシジンによる含嗽は、ICU患者の人工呼吸器関連性肺炎を予防できるか？

その他 ·· 106

28. 喫煙　手術の前に禁煙を勧めることは意味があるだろうか？
29. ニーズ　高齢者は、医療機関にどのようなニーズを持っているのか？　主治医に何を求めているのか？
30. 患者不安　音楽は小児患者の痛み、不安、非協力的行動の減少に有効か？
31. 患者不安　術者が患者の不安レベルを熟知すると、患者の不安がやわらぐ
32. 薬剤　下顎第三大臼歯抜去後の歯槽骨炎予防に、クロルヘキシジンによる洗口とクラブラン酸カリウム・アモキシシリン服用は有効である
33. 薬剤　下顎枝矢状分割法による骨切り術の感染予防を目的とした抗生剤投与は、術前1回でよい
34. 薬剤　非ステロイド系鎮痛剤（NSAIDs）と膀胱癌のリスク
35. 薬剤　抜歯時にアスピリン服用は中止すべきか？
36. 医療事故　外科における医療事故はどのような状況で起こりやすいか？
37. EBM研究　すべての研究は論文になっているのか？

執筆者一覧　（◎…監修者）　　　　　　　　　　　　　　　　　　　　　　　　五十音順・敬称略

阿部　修	平和歯科		◎豊島　義博	第一生命保険相互会社　日比谷診療所
安藤　雄一	国立保健医療科学院　口腔保健部		内藤　徹	九州歯科大学　歯科保存学　第2講座
植松　宏	東京医科歯科大学大学院　医歯学総合研究科　老化制御学系専攻　口腔老化制御学講座　口腔老化制御学分野・教授		長山　和枝	わたなべ歯科
			林田　亜美子	東京医科歯科大学大学院　医歯学総合研究科　老化制御学系専攻　口腔老化制御学講座　口腔老化制御学分野
大山　篤	東京医科歯科大学　医歯学教育システム研究センター		星　佳芳	東京医科歯科大学大学院　医歯学総合研究科　老化制御学系専攻　口腔老化制御学講座　口腔老化制御学分野
大渡　凡人	東京医科歯科大学大学院　医歯学総合研究科　老化制御学系専攻　口腔老化制御学講座　口腔老化制御学分野			
			宮下　裕志	宮下歯科
景山　正登	景山歯科医院		毛利　環	新潟大学大学院　医歯学総合研究科　摂食機能制御学　咬合制御学講座
金谷　登紀子	新潟大学大学院　医歯学総合研究科　摂食機能制御学　咬合制御学講座		矢田　航也	医療法人社団麗和会　わたなべ歯科医院
斎藤　健志	斎藤矯正歯科		山田　里奈	東京医科歯科大学大学院　医歯学総合研究科　環境社会医学系専攻　医療政策学講座　医療経済学分野
佐々木　健	北海道苫小牧保健所			
◎島田　達雄	鶴見大学歯学部　歯科矯正学講座			
高垣　伸匡	京都府立医科大学　保健・予防医学教室　予防医学部門　大学院		湯浅　秀道	東海産業医療団　中央病院　歯科口腔外科
			渡部　裕之	医療法人社団麗和会　わたなべ歯科医院
◎鶴本　明久	鶴見大学歯学部　予防歯科学教室・教授		渡辺　勝	わたなべ歯科

第1部

企画特集　日常臨床の疑問を解決するために

第1章　疑問の定式化
第2章　はじめての検索〜有名な医学・歯学論文を
　　　　検索してみよう〜

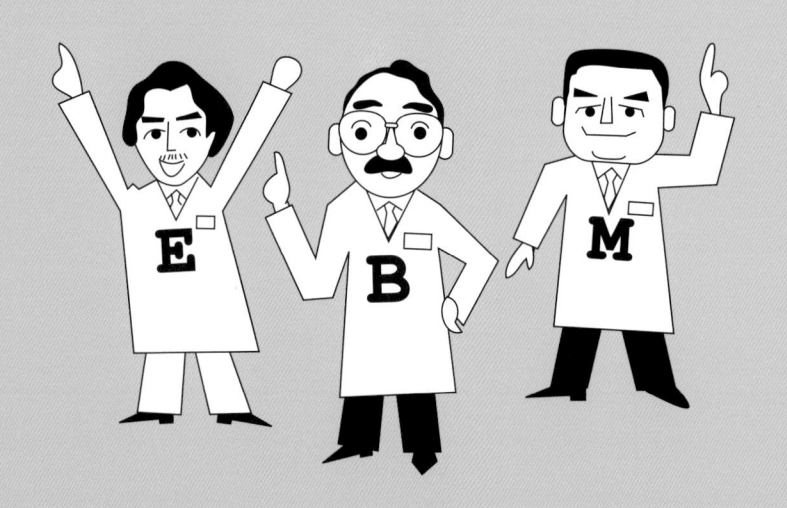

第1部　企画特集

第1章　疑問の定式化

山田里奈

東京医科歯科大学大学院 医歯学総合研究科 環境社会医歯学系専攻 医療政策学講座 医療経済学分野

あなたは、とある歯科診療所で働いている歯科衛生士です。ある日、学校の歯科検診でう蝕と歯肉炎を指摘されたという12歳の女の子が来院しました。口腔内の状態は、表1に示す通りで、同年代の平均的な患者さんに比べて、う蝕のリスクは高いようです。

その日の診療が終わり、彼女を玄関まで見送りに行くと、待合室で待っていた母親が、読みふけっていた雑誌からふと目を上げました。そしてあなたに、「この雑誌に、ガムがむし歯に効くと書いてありますが、うちの子にも与えた方がいいですか？」と尋ねました。

表1　臨床シナリオ

患者	12歳、女性
現在歯数	26（6─┼─6、7─┼─7、7─┼─7 萌出中）
DMFT	5、DMFS：8
	(6┘咬合面レジン充填、2┘：近心C_1、1┘：遠心C_0、└6：咬合面レジン充填、└6：咬合面・頬面溝インレー修復、近心C_1、6┐：咬合面・頬面溝インレー修復、└7：咬合面C_0)
口腔清掃状態	不良
フッ化物入り歯磨剤	使用していない
フッ化物塗布	行っていない

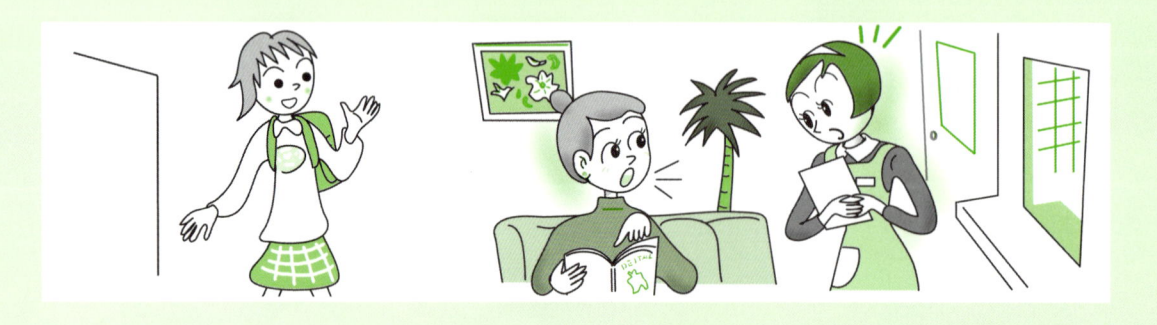

この質問に、あなたならどう答えるでしょうか。「はい。ガムを噛めばお子さんのむし歯が防げますよ！」と即答しますか？　では、その根拠は何でしょうか。——このように尋ねられると、「ガムは本当にむし歯に効くのかしら…」と、あらためて考え込んでしまう方もいらっしゃるかもしれません。

このように、臨床現場では、日々さまざまな疑問が生まれます。歯科衛生士や歯科医師など、患者さんに接している医療従事者は、そういった疑問に対して何らかの判断を求められます。本稿では、臨床判断に結びつけるための、日常臨床における疑問の整理の仕方について説明します。

第1章　疑問の定式化

1. 疑問の定式化とは？

医療従事者が抱く疑問には、次の2種類があるといわれます（表2）。1つは、学問的な疑問（background questions）であり、疾患や症状に関する一般的な知識を問うものです。もう1つは、臨床現場における疑問（foreground questions）であり、目の前の患者さんについて問題になっていることです。

今回のシナリオで言えば、前者の例として、「ガム（ノンシュガー）は歯にどう作用するか？」といった疑問が考えられます。後者の例では、「その患者さんにガム（ノンシュガー）を噛んでもらうべきか？」と、疑問はより限定した内容になります。

これら2種類の疑問それぞれの性格からわかるように、臨床経験を積めば積むほど、学問的な疑問は少なくなり、臨床現場における疑問の比重が増していくと考えられます（図1）。そして、患者さんに数多く接すれば接するほど、疑問の数そのものもどんどん増えていくことでしょう。

それでは、忙しい医療従事者が、自分の疑問を解決に結びつけていくためにはどうしたらよいでしょうか。

表2　医療従事者が抱く疑問

1. **学問的な疑問**（background questions）
   疾患や症状に関する一般的な知識
   例）ガム（ノンシュガー）は歯にどう作用するか？
2. **臨床現場における疑問**（foreground questions）
   目の前の患者についての問題
   例）その患者さんにガム（ノンシュガー）を噛んでもらうべきか？

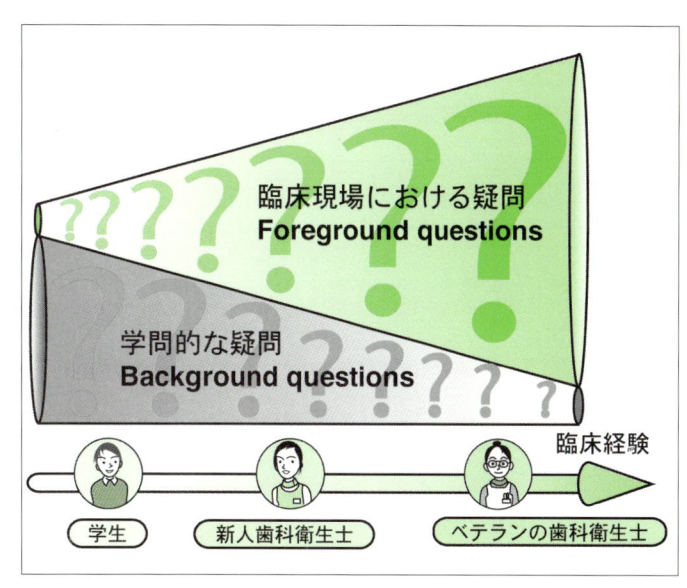

図1　日常臨床における2種類の疑問。

2. 定式化の3つのポイント

EBMでは、目の前の患者さんについての問題を解決していく流れとして、図2のような5つのステップを考えます。臨床現場でこの5つのステップを踏んでいくことが、EBM（Evidence-based Medicine、科学的根拠に基づく医療）を実践することにほかなりません。

EBMの5つのステップの最初に登場するのが、本稿のテーマである「疑問の定式化」です。「定式化」などと言うと難しく聞こえるかも知れませんが、目の前の患者さんについての問題を整理して、解決のための方向性を明らかにしていくステップです。

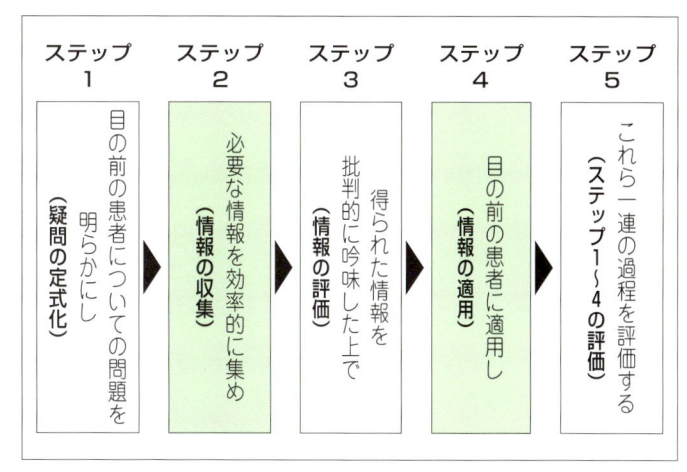

ステップ1　目の前の患者についての問題を明らかにし（疑問の定式化）
ステップ2　必要な情報を効率的に集め（情報の収集）
ステップ3　得られた情報を批判的に吟味した上で（情報の評価）
ステップ4　目の前の患者に適用し（情報の適用）
ステップ5　これら一連の過程を評価する（ステップ1～4の評価）

図2　疑問を解決していくための流れ（EBMの5つのステップ）。

13

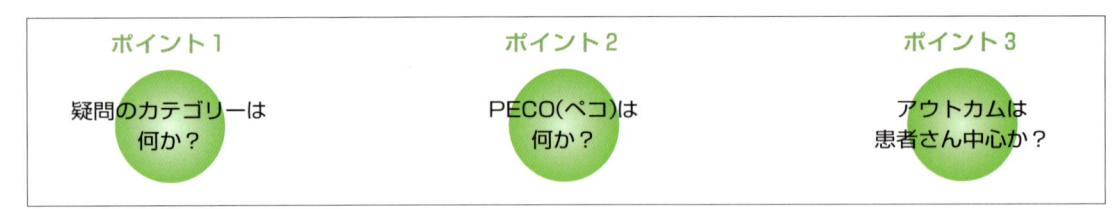

ポイント1	ポイント2	ポイント3
疑問のカテゴリーは何か？	PECO（ペコ）は何か？	アウトカムは患者さん中心か？

図3　疑問の定式化の3つのポイント

表3-a　疑問のカテゴリー：Sackettによる分類（文献1より引用改変）

臨床所見	clinical findings	病歴と身体所見をどう集め、どう解釈するか？
病因	etiology	病因をどう同定するか？
臨床徴候	clinical manifestations of disease	臨床徴候の頻度や時期をもとに患者の病気をどう分類するか？
鑑別診断	differential diagnosis	患者の臨床問題を検討する際、治療可能性、重症度、反応性をどう順位付けするか？
診断的検査	diagnostic tests	検査をどう選択し、どう解釈するか？
予後	prognosis	患者の臨床経過や合併症をどう予測するか？
治療	therapy	患者に利益をもたらし、コストに見合う治療法をどう選択するか？
予防	prevention	疾患に罹るリスクをどう低減するか？スクリーニングでいかに早期に診断するか？
体験と価値	experience and meaning	患者が体験で得た価値が治癒に与える影響をどう理解するか？
自己研鑽	self-improvement	自分の臨床能力をどう向上させるか？

表3-b　疑問のカテゴリー：Fletcherによる分類（文献5より引用改変）

頻度	frequency	疾患はどれくらいの頻度で起こるか？
異常	abnormality	患者は疾患にかかっているのかそうでないのか？
原因	cause	何が疾患を起こすか？　疾患の発症機序は何か？
診断	diagnosis	疾患を診断するために用いる検査はどのくらい正確か？
予後	prognosis	疾患の結果として何が起こるか？
リスク	risk	疾患の可能性を高める因子は何か？
治療	treatment	治療により疾患の経過はどのように変わるか？
予防	prevention	健常人に何らかの介入をすることで疾患を予防できるか？疾患を早期に発見し治療することで疾患の経過を改善できるか？
費用	cost	疾患の治療にどのくらい費用がかかるか？

このステップには3つのポイントがあります（図3）。それぞれについて、以下に詳しく説明していきましょう。

ポイント1　疑問の「カテゴリー」を考える

目の前の患者さんについて何が問題なのかはっきりしない時は、まず、その問題がどの

コラム　疑問のカテゴリーと研究デザイン

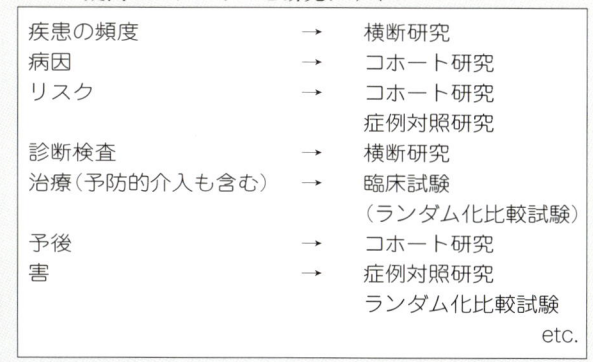

疑問のカテゴリーを考えておくことは、EBMの5つのステップ（図2）のステップ2「情報の収集」の前準備としても役立ちます。検索すべき情報の種類（研究論文の方法など）は、カテゴリーに応じて変わってくるからです。

具体的にいうと、カテゴリーごとにそれに対応する望ましい研究デザイン（研究の方法）がおおむね決まっているのです。そして、本稿では詳細は触れませんが、研究デザインに応じて、それぞれを探すのに適した検索方法（検索式の立て方）があります。

疑問のカテゴリーと研究デザインとの対応は、おおよそ表4のようにまとめられます。

疾患の頻度を調べたり、診断のための検査の正確性を評価したりする場合には、横断研究が適しています。

疾患に罹患するリスクを調べるには、コホート研究や症例対照研究が用いられます。コホート研究は、疾患の原因や予後を調べる際にも適しています。

臨床上もっとも多いのが治療効果に関するものだと考えられますが、その評価は臨床試験によって行われます。中でも、ランダム化比較試験（randomized controlled trials; RCT）と呼ばれる方法は、治療的介入の効果を科学的に研究するためのもっとも優れた研究デザインであるとされています。なお、治療的介入の結果として生じる害（副作用など）を調べる場合には、主として症例対照研究が用いられます。

表4　疑問のカテゴリーと研究デザイン

疾患の頻度	→	横断研究
病因	→	コホート研究
リスク	→	コホート研究
		症例対照研究
診断検査	→	横断研究
治療（予防的介入も含む）	→	臨床試験
		（ランダム化比較試験）
予後	→	コホート研究
害	→	症例対照研究
		ランダム化比較試験
		etc.

これらの研究デザインは、図4のように時間軸にそって考えると整理しやすくなります。ある一時点において調査を行うものを「横断研究」と呼び、時間を追って患者を追跡調査するものを「縦断研究」と呼びます（追跡の方向には、前向きと後ろ向きがあります）。コホート研究や症例対照研究、臨床研究は、縦断研究に分類されるものです。

また、研究には、「観察研究」と「介入研究」という分類の仕方もあります。観察研究とは、研究者が何も働きかけを行わずに、研究の過程で起きる事柄を観察していくものです。介入研究はその逆で、研究者が何らかの介入を行った上で、その結果生じるデータを収集していくものです。

個々の研究デザインについては、本書24ページおよび29〜34を参照してください。

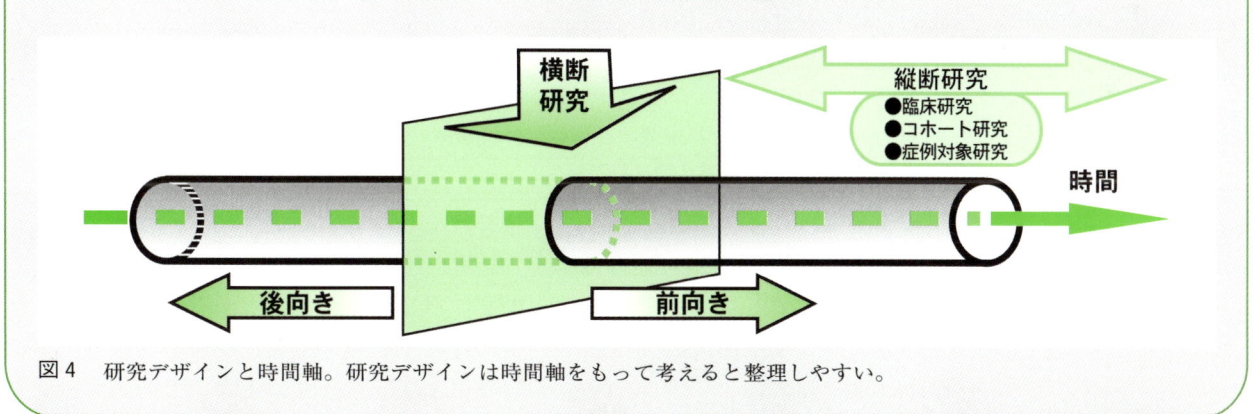

図4　研究デザインと時間軸。研究デザインは時間軸をもって考えると整理しやすい。

「カテゴリー」に分類されるかを考えてみるとよいでしょう。

Sackettによれば、臨床現場における疑問は、「病因」、「臨床徴候」、「鑑別診断」、「診断的検査」、「予後」、「治療」、「予防」などといったカテゴリーに分類されます（表3-a）。これに対して、Fletcherは「頻度」、「異常」、「原因」、「診断」、「予後」、「リスク」、「治療」、「予防」、「費用」といった分類を行っています（表3-b）。

このように、分類の仕方は1つではないうえ、疑問の内容によっては分類が難しい場合もあります。しかし、自分の疑問がどういったカテゴリーに当たるのかを考えてみると、

表5　PECO (PICO)

● PECO (PICO) ●

Patient and/or Problem	どんな患者(問題)に
Exposure(or Intervention)	何をすると
Comparison Intervention(s)	何と比べて　(←必要があれば)
Outcome(s)	どうなるか

① 「P：どんな患者に」に、目の前の患者さんの病態や背景を詳細に記します。
② 「E（またはI）：何をすると」に、これから行おうとする介入の内容をまとめます。
③ その介入と比較したい別の介入を「C：何と比べて」として明示することで、「E」の介入に対する評価がより客観的なものとなります。何も介入しないという「C」もあり得ますし、予後のカテゴリーなどでは「C」が設定できないこともあります。
④ 最後に、介入の結果をどのような指標で評価するかを「O：どうなるか」として記載します。
　重要なことは、「P」、「E」、「C」、「O」の1つひとつをできるだけ具体的に記述することです。初めに設定する疑問が具体的であればあるほど、最終的に、臨床現場でより実行しやすい判断を導きやすくなるからです。

疑問が少しずつ具体化されていくはずです。
　冒頭に挙げた臨床シナリオ（表1）の患者さんについての疑問の場合、この患者さんの母親の「ガムはむし歯に効くか？」という質問は、ガムを噛むという行為（介入）がう蝕を防ぐかどうかということですから、疑問のカテゴリーとしては、「治療」または「予防」に分類されると考えられます。

ポイント2　疑問の定式化にはフォーマットがある－PECO（ペコ）

　疑問は、できるだけ具体的に表現してみると、解決の糸口が見出しやすくなります。
　表1のシナリオの患者さんは小学生ですから、先ほどのお母さんの疑問は
「ガムは子どものう蝕を防ぐか？」
と表現できます。ただし、これは学問的な疑問（図1）の1つと考えられるため、もっとシナリオの患者さんに特化したものがよいでしょう。そこで、
「ガムはう蝕ハイリスクの子どものう蝕を防ぐか？」
という疑問にしてみます。さらに、ガムの効果の有無だけでなく、効果の大きさをも知りたいということであれば、
「ガムはう蝕ハイリスクの子どものう蝕をどのくらい防ぐか？」
という疑問となるでしょう。
　この最後の疑問では、最初のものと比べると疑問点がかなり絞られてきています。しかし、これで十分なのでしょうか。もっと具体的にする必要はないでしょうか。ここに挙げたほかにも疑問は幾通りにも考えられそうですが、なにか決まったフォーマットのようなものはないのでしょうか。
　実は、目の前の患者さんについての疑問は、表5に示した4つの項目からなるフォーマットに従って整理すると、その解決の方向性が明確になるとされています。このフォーマットは、それぞれの項目の英語の頭文字をとって、「PECO（ペコ）」または「PICO（ピコ、パイコ）」と呼ばれています。
　なお、目の前の患者さんについての疑問だけでなく、得られた情報（研究論文）を吟味する際（EBMのステップ3）にも、論文に書かれている内容をこのPECOを使って整理することができます。「どんな患者（集団）に」、「何をしたら」、「何と比べて」、「どうなったか」

第1章　疑問の定式化

表6　2種類のアウトカム

真のアウトカム(True Outcome) 　患者にとって重要なアウトカム。評価には長い時間や費用を必要とする場合も多い。 　　例）ガムはう蝕の発生を防ぐか？ **代用のアウトカム(Surrogate Outcome)** 　真のアウトカムの代わりとなるもの。研究などではよく用いられるが、患者にとって本当に重要なものとは限らない。 　　例）ガムはう蝕原性細菌の数を減らすか？

というぐあいです。論文のPECOが目の前の患者さんのPECOと似ていれば、その論文の内容は大変参考になるでしょう（本別冊の構造化抄録はそれぞれの冒頭に論文のPECOを掲載しています）。逆に、双方のPECOがかけ離れている場合、とりわけPECOの「P」が大きく異なる場合には、たとえその論文が優れたものであったとしても、目の前の患者さんへの適用には慎重になる必要があります。

ポイント3　「真のアウトカム」と「代用のアウトカム」がある

　PECOの「O」については、忘れてはならないことがあります。目の前の患者さんについての疑問は、その患者さんにとってもっとも重要な「真のアウトカム（true outcome）」によって評価することが望ましいということです。

　アウトカムには真のアウトカムと代用のアウトカム（surrogate outcome）の2種類があります（表6）。真のアウトカムとは、文字通り、患者さんにとって真に重要なアウトカムのことです。しかしながら、その評価には長い時間や費用が必要となる場合も多いことから、実際の研究では、代用のアウトカムが用いられることが少なくありません。

　たとえば、う蝕に対する仮想の薬剤を考えてみましょう。この薬剤は、唾液中のう蝕原性細菌の数を激減させる効果は確かめられていますが、う蝕そのものの発生を抑制するかどうかは不明であるとします。患者さんにとっては、単に細菌数が減ることよりも、う蝕の発生を防ぐことの方が重要でしょう（細菌が原因の口臭に悩む患者さんには、細菌数の減少の方が重要かもしれませんが）。ここでは、う蝕の発生を防ぐことが患者さんにとっての真のアウトカムであり、一方、細菌数の減少は代用のアウトカムにすぎません。

　このような代用のアウトカムが設定されている研究の場合、そこから得られる情報の解釈には注意が必要です。患者さんのPECOを考える段階では、できるだけ真のアウトカムを設定しておきましょう。

3. PECOをまとめる意義

　最後に、冒頭の臨床シナリオ（表1）の患者さんについてのPECOをまとめてみましょう。筆者が設定したPECOは、「う蝕ハイリスクの12歳の女の子に、ノンシュガーガムを噛ませると、通常のセルフケアのみを行う場合と比べて、う蝕の発生が抑制されるか？」という

表7　臨床シナリオの患者のPECO（一例）

Patient	う蝕ハイリスクの12歳の女の子に
Exposure / **I**ntervention	ノンシュガーガムを噛ませると
Comparison	通常のセルフケアのみを行う場合と比べて
Outcome	う蝕の発生が抑制されるか

ものです（表7）。もっとも、これはほんの一例に過ぎません。この臨床シナリオ以上に、実際の臨床においては、複数のアウトカムが考えられる場合や、いろいろなPECOが設定できるケースが多々あります。

EBMの初めのステップとしてPECOを設定しておくことの意義は、目の前の患者さんを置き去りにしないようにすることにあります。ステップ2、ステップ3と進み、いったん論文を手にしてしまうと、その研究の華々しい結論につい心を奪われてしまうことがあるからです。副作用、費用、合併症などといった、目の前の患者さんにとっては欠くことのできない情報がたとえ抜けていたとしても、それに気づかないまま突き進んでしまうことがよくあるのです。患者さんのPECOをあらかじめ詳細に記述しておけば、いつでもそのPECOに立ち返って、論文などから得られた情報と見比べることができます。

表7にあげたPECOの「P」には、「12歳」や「女の子」といった単語が含まれ、かなり焦点を絞った内容となっています。このように限定的なPECOでは、次の情報の収集のステップ（EBMのステップ2）で、該当する研究論文が何も見つからなくなるのではないかと心配される方もいらっしゃるかもしれません。その場合には、検索に用いる語句の数を減らしたり変更したりするなどの工夫をすればよいのです。決してPECOそのものの情報を削ることのないようにしましょう。

冒頭に述べたように、疑問が具体的であればあるほど、より実行しやすい臨床判断が導かれます。漠然としたPECOは有用な判断には結びつきにくいばかりか、目の前の患者さんとかけ離れた臨床判断につながるおそれがあるのです。

あなたもぜひ一度、臨床現場で感じている疑問を、PECOに沿って具体的に整理してみてください。患者さんが真に何を求め、そして、あなた自身が今どのような情報や判断を必要としているのかが、おのずと見えてくることでしょう。

参考文献

1. Sackett DL *et al.* Evidence Based Medicine －How to practice and teach EBM: 2nd ed. Edingburgh: Churchill Livingstone, 2000.
2. Sackett DL. 根拠に基づく医療－EBMの実践と教育の方法－. 久繁哲徳監訳. 東京：じほう, 1999.
3. 名郷直樹. EBM実践ワークブック －よりよい治療をめざして－. 東京：南江堂, 1999.
4. 名郷直樹. 続・EBM実践ワークブック －今, できる限りの医療を. 東京：南江堂, 2002.
5. Fletcher RH, Fletcher SW, Wagner EH. 臨床疫学 EBM実践のための必須知識. 福井次矢監訳. 東京：メディカル・サイエンス・インターナショナル, 1999.
6. 福岡敏雄. EBMのファーストステップ：疑問をつくる 総論. EBMジャーナル 2001；2(6)：7-12.
7. 山田里奈, 今井照雄, 野村義明, 佐々木好幸, 豊島義博. 歯科におけるEBMを考える：EBMの実践に向けての臨床論文の読み方. ザ・クインテッセンス 2000；19(10)：163-171.

第2章　はじめての検索
～有名な医学・歯学論文を検索してみよう～

湯浅秀道
東海産業医療団中央病院 歯科口腔外科

　本別冊には、いろいろな論文が載っています。ここでは、その論文を実際に検索してみることで、論文検索の基礎を学んでみましょう。本稿では、ぜひ実際にコンピュータにむかいながら同じ検索をしてみてください。初心者でも、何とかなることを知っていただければと思っています。

　とはいっても、論文検索についてはとてもこの解説文の中で書ききれる内容でないので、参考になるサイトをできるだけ紹介しながら進めます。特に、【必読】のマークのサイトは、必ずチェックされることをお薦めします。最初は、ちょっと難しくても、きっと役立つサイトです。

1. 検索を行う前に準備しておくこと

1）パソコン

①インターネット環境を整える

　パソコンのOSは、Windows／Macintoshのどちらでも構いません。しかし、身近にコンピュータに詳しい人がいれば、その人と同じ機種が便利でしょう。また、初心者ですとノートパソコンのほうが、気軽に持って行って相談できるので便利かもしれません。検索には、インターネットを使える環境に設定することが必要です。

②各種検索サイト／翻訳サイトの登録

　さてインターネットに接続する準備ができましたら、表1にあげたホームページにアクセスして、ブラウザの「お気に入り」（または「ブックマーク」）にあらかじめ加えておきましょう。これらのサイトは、検索を行う際に適宜使用しますので、機会を見つけて使い方をマスターしておくといいでしょう。

2）検索したい疑問をまとめる

　もともとあなたの臨床の疑問がなければ、検索はスタートしません。しかし、疑問があっても、具体的に表現できない場合も多いと思います。ともかく紙に書いてみるのがコツです。疑問が整理できると思います。そして第1章で学んだとおり、疑問を定式化してみましょう。

本稿では、OS：Windows
　　　　　ブラウザ：Internet Explorer
　　　　　　　　を使用し、検索する疑問は、
P：成人に
E：電動の歯ブラシを使用すると
C：手動の歯ブラシを使用した場合と比べて
O：歯周病予防の効率が良いか
　　　　　　　　　　　　　とします。

表1　検索を行うにあたって便利なサイト

* **Google**：http://www.google.com/【必読】
　　いまもっとも人気の高い検索サイト。
　　　　（使い方は、Googleのヘルプを参照）
* **PubMed**：http://www.ncbi.nlm.nih.gov/PubMed/【必読】
　　医学論文のデータベース検索サイト。英語のみ。
　　　　（使い方はhttp://www.mnc.toho-u.ac.jp/mmc/pubmed/参照）
* **Excite**：http://www.excite.co.jp/world/text/
　　検索サイトだが、単語や英文の翻訳機能を持っている。
* **英辞郎**：http://www.alc.co.jp/
　　英語辞書サイト。

第1部　企画特集

2. 実際に検索してみよう

では、『P：成人に／E：電動の歯ブラシを使用すると／C：手動の歯ブラシを使用した場合と比べて／O：歯周病予防の効率が良いか』という疑問を例に、検索を行ってみましょう。

1 あなたの疑問から、検索に使用するキーワードを考える

キーワードとは、日本語や英語を語彙で区切ったものです。

たとえば「歯科衛生士がEBMを東京で学習するためには」という疑問を語彙に区切ると、「歯科衛生士」、「EBM」、「東京」、「学習」となります。この一語一語をキーワードと呼びます。検索する時は、自分の疑問をキーワードに換える操作が必要なのです。

さらに、検索結果によっては、疑問からそのまま語彙に区切るだけでなく、もうひと工夫が必要になる場合があります。たとえばこの場合、「歯科衛生士」と限定すると検索結果が非常に少なくなるかもしれませんので、範囲の広い「歯科」や「医学」にしたり、このキーワードを省略する必要があるかもしれません。また、「EBM」を「Evidence-based Medicine」、または「Evidence-Based Medicine」とした方が良いかもしれません。

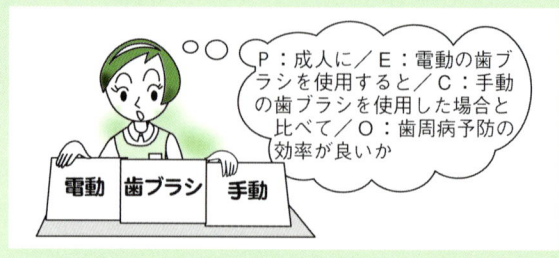

▲最初に浮かぶのは、「電動」「手動」「歯ブラシ」ぐらいでしょうか。

2 ブラウザを開き、Googleにアクセスする

キーワードをGoogleで検索して（日本語の検索をチェック）、ヒットした最初の20件のホームページの概略を読んで、良いサイトがあれば、詳しく見てみましょう。

▶Googleに「電動」「手動」「歯ブラシ」と入力すると、「電動歯ブラシ」とか「手動歯ブラシ」自体がキーワードであることが確認できるものの、「『手動』」とカッコがしてあるのもあるので、明らかではありませんでした。しかし、広告を主体とするサイトばかりのようです。

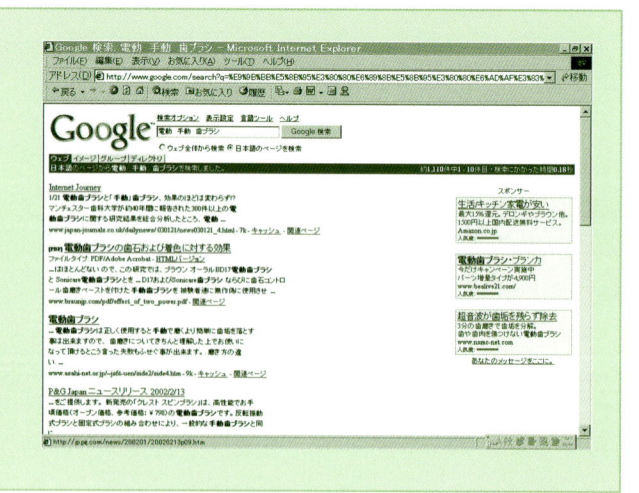

> **コラム　ここからが「プロの検索」です！**
>
> ②の結果では、そのサイトの内容を信用しないこと！　ここで鵜呑みにして終了とすると素人（患者さん）と同レベルになり、プロとして恥ずかしい！

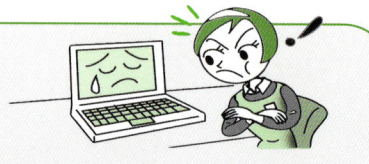

みなさんがよく使われる検索サイトとして、Yahoo!やGoogleがあると思います。これらは一般的なサイトを検索しますが、論文を細かく検索することはしません。

医学専門のデータベースであるPubMedでは、英語で書かれた論文を主とし、世界的な情報を得ることができます。PubMedは、そのサイト内にMedlineという医学論文のデーターベースを有しています。すなわち、Yahoo!やGoogleなどの一般の検索サイトは、PubMedのサイトの検索は可

第2章　はじめての検索

能ですが、そのサイト内のMedlineのデータベースの検索まではできません（厳密には、一部は可能ですが）。

よって、口腔衛生のプロフェッショナルとしては、PubMedを利用することが望ましいようです。

3 キーワードをもう一度考え直して、キーワードに相当する英語を調べる

英語のサイトであるPubMedで検索できるようにするために、キーワードを英語に直します。英辞郎のサイトなどを使用すると辞書を用意する必要もありません。また、完全にわからなくても類義語でも構いません。英語の得意な方は、このステップは必要ないかもしれません。

●複数形にはステミング検索●

検索したい単語が単数形か複数形か定まらない場合は、語尾にアスタリスク（*）をつけて検索します。
たとえば、「toothbrush*」と入力するだけで「toothbrush」と「toothbrushes」の両方を検索してくれます。PubMedでは、*と入力しなくても代表的なキーワードは自動的に両方が検索されます。

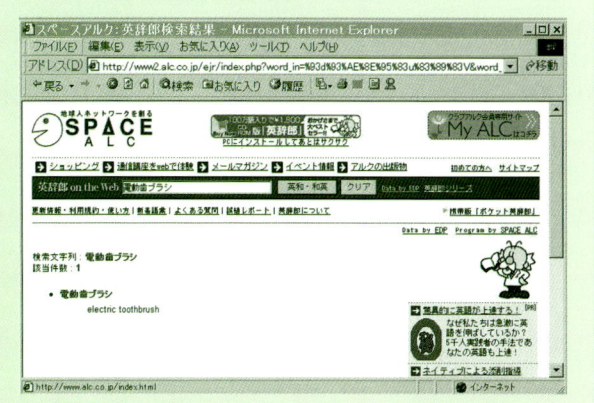

▲英辞郎で調べると、「電動歯ブラシ」は「electric toothbrush」で「手動歯ブラシ」は「manual toothbrush」となりました。しかし、「電動歯ブラシ」を「powered toothbrushes」と聞いたような記憶もあります。特に「電動歯ブラシ」としなくても、まず「歯ブラシ」のみで検索してみても良いかもしれません。ここでは、複数形なども考慮して「toothbrush*」で検索することとします。

4 PubMedにアクセスし、キーワードを入力する

PubMedにアクセスすると、画面左の青い列に文字が並んでいます。そのうち「PubMed Services」とある見出しの下、6番目にある「Clinical Queries」（臨床上の疑問）という文字をクリックします。

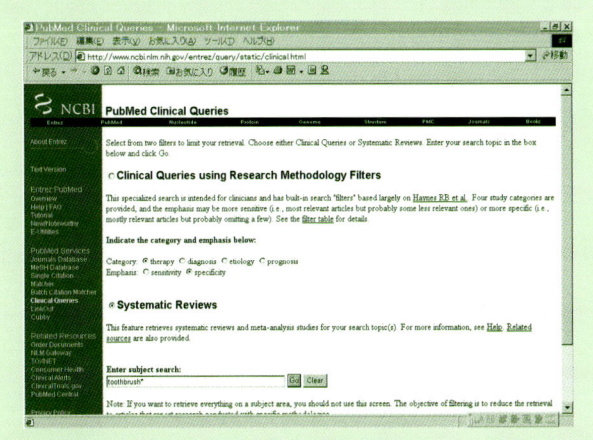

▲Clinical Queriesをクリックして表示された画面です。「Systematic Reviews」の文字の左横のラジオボタンをチェックします。そして「Enter subject search:」とある検索の窓に、「toothbrush*」と入力し、右横のGoのボタンをクリックします。

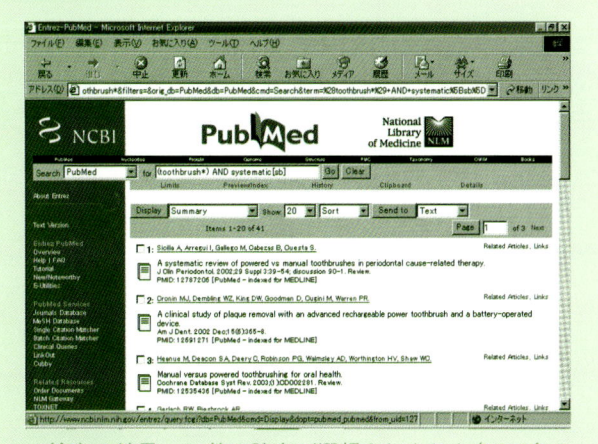

▲検索の結果、41件の論文が選択されました（2003年7月21日現在）。

第1部　企画特集

5 表示されたタイトルの一覧から論文を選択し、翻訳する

　表示されたタイトルの一覧を読み、良さそうな論文の著者名のところをクリックして抄録を表示させます。次に、その抄録をコピーして、Exciteなどのサイトの翻訳機能を使い翻訳します。

▶今回は、4の画面の3番目に記載されている、『Heanue M, Deacon SA, Deery C, Robinson PG, Walmsley AD, Worthington HV, Shaw WC. Manual versus powered toothbrushing for oral health. Cochrane Database Syst Rev. 2003；(1)：CD002281. Review.』をクリックしました。そして、抄録をコピーして、Exciteの翻訳サイトへ貼り付け、翻訳しました。

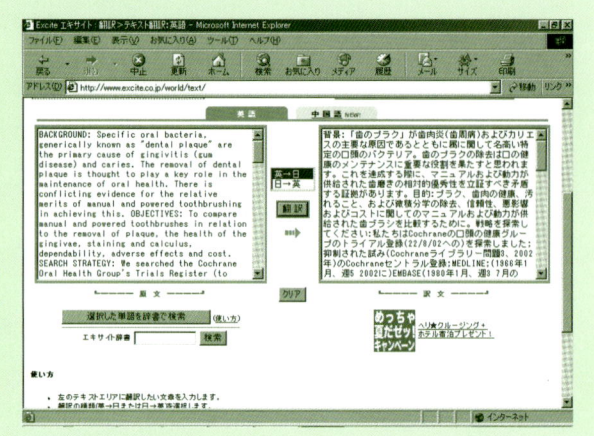

6 本文を手に入れる

　翻訳された抄録を読み、この論文で疑問が解消できそうであれば、改めて本文を入手して読みます。
　入手方法は、以下のサイトに書かれていますので、参考にしてみてください。
http://www.ne.jp/asahi/citizen/information/medinfo/library.html

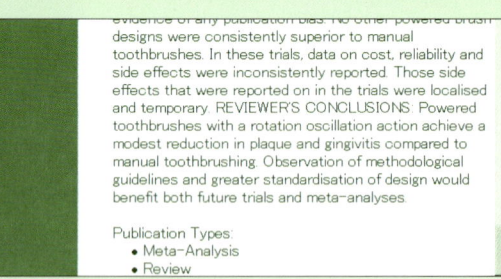

▶今回の抄録の最後の『REVIEWER'S CONCLUSIONS』を翻訳すると、回転型の電動歯ブラシのほうが良いようなことが書かれているとわかります。しかし、プラークが歯面から効率良く除去できても、肝心の歯頸部のプラークが除去できなくて歯周病予防にならない可能性もあります。すなわち、本文を読まなくては、評価基準などの詳細は不明なため、これだけでは判断に不十分なのです。

3. ポイントはキーワードと英語

　さて、ここまで読まれて、初心者にとっての障壁は、キーワードの選び方と英語だと思われたのではないでしょうか。キーワードの選び方と英語力は、試行錯誤しながら積み重ねていくしかありません。「学問に王道なし」、とは言いますが、おすすめは、本別冊に書かれている論文の単語を、コンピュータに入力して、自分独自のキーワードと英単語集を作ることです。

22

第2部

EBM初学者のための基礎用語集

第1章　研究デザインを理解しよう
第2章　エビデンスレベルを知ろう
第3章　NNTを計算してみよう
第4章　用語を覚えよう

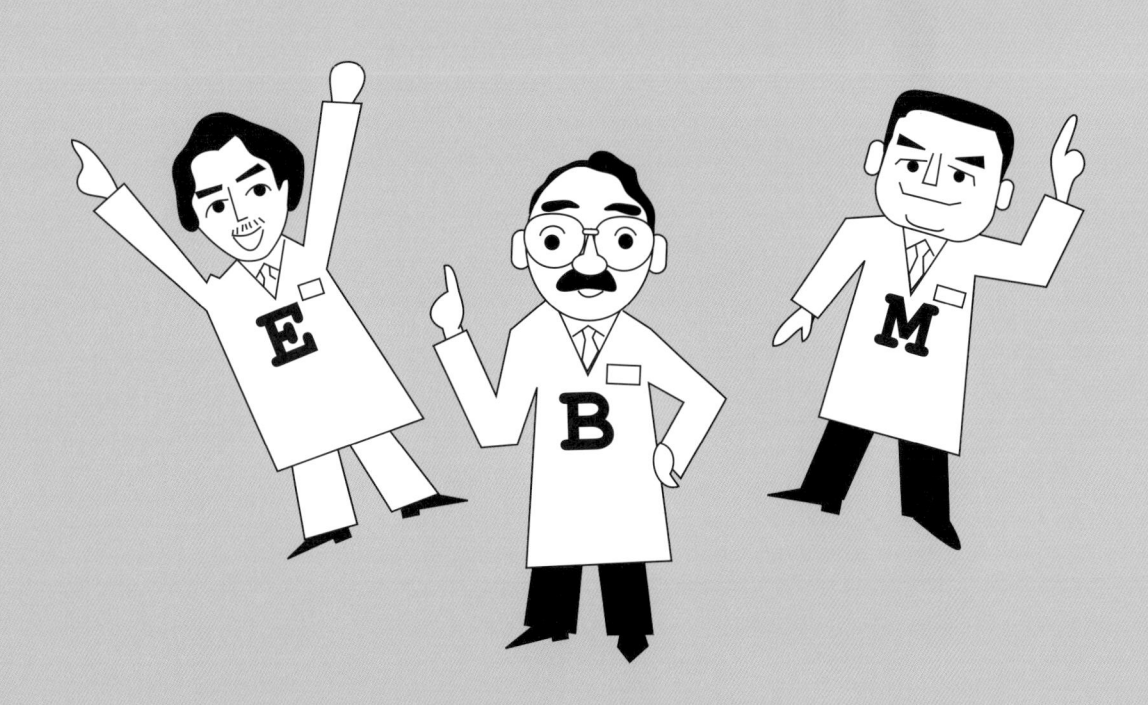

第2部　EBM初学者のための基礎用語集

第1章　研究デザインを理解しよう

鶴本明久

鶴見大学歯学部 予防歯科学教室

　臨床論文を読み、それを評価し、紹介されている治療方法や予防方法を利用するうえで、「研究デザイン」を理解しておくことは大変重要なことです。研究デザインが適切でなかったり、論文の中に研究デザインが明確に示されていないものは、その結果についての信頼性を疑えといっても過言ではありません。

　研究デザインの種類と分類を表1に示しました。因果関係の証明力の強弱や、それぞれに利点・欠点もありますが、どれが重要で、どれが重要でないということではありません。状況によって選択されるもので、すべて重要だといえます。通常、疫学研究は「記述疫学」から始まり、「分析疫学」そして「介入（実験）疫学」へと進みます。この疫学サイクルを循環することにより、健康問題に関わる原因と結果の因果関係を明らかにすることができ、有効な治療法や予防法が確立されていきます。「記述疫学」では、それぞれの要因と現象（結果）の傾向を注意深く観察するだけですから、それにより因果関係が証明されることはないのですが、問題を明らかにしたり、「仮説」を作るという意味で重要なステップです。因果関係は、「分析疫学」によってより明らかにされますが、その信頼性や妥当性は、応用される手法によって異なってきます。最終的な因果関係の証明は、「介入疫学」によってなされることになります。

　それぞれの研究デザインについては、29ページの用語集を参照し、よく理解するようにしてください。

表1　研究デザインの種類

a. 記述疫学（記述的研究　Descriptive study）
　【目的】データを収集し、ある現象の因果に関する疫学的仮説を設定する
　1. 症例研究（Case study）、症例報告（Case-report）
　2. ケースシリーズ研究（Case-series study）
　3. 横断研究（Cross-sectional study）
b. 分析疫学（分析的研究 Analytical study）
　【目的】仮説で設定された要因とある現象の発生との関係を明らかにする
　1. 症例対照研究・患者対照研究（Case-control study）
　2. コホート（前向き）研究（Cohort study）
　3. 後ろ向きコホート研究（Retrospective cohort study）
　4. 横断研究（Cross-sectional study）
c. 介入疫学（介入研究 Intervention study）
　【目的】1つの要因の健康への有効性を証明する
　1. ランダム化試験
　　・ランダム化比較試験（RCT:Randomized controled trial）
　　・クロスオーバー比較試験、クロスオーバー研究（Crossover controled trial、Crossover study）
　2. 非ランダム化比較試験（Not randomized controled trials）

第2章　エビデンスレベルを知ろう

島田達雄

鶴見大学歯学部 歯科矯正学講座

　そもそも医療とは、根拠（エビデンス）なく行われているわけではありません。すべての医療はエビデンスに基づいて行われます。問題は、そのエビデンスの質です。平たく言えば「信用度の高い根拠に基づいているか」です。

　さて、1つ例を出して考えてみましょう。あなたが1人の患者さんに行ってうまくいったので、同じような患者さんにも同じ手法を行って良好な結果を期待する——このようなことは日々の臨床でよくあると思います。これは、エビデンスに基づいて行っているということができます。しかし、やはりもっと多くの人が試してうまくいった方法で行うほうが、患者さんも術者も納得できると思いませんか？　これこそ「できれば信用度の高いエビデンスに基づいて医療を行おう」ということなのです。

　では、信頼度の高いエビデンスとは、どのように判断すればいいのでしょうか。その判断の一助としてエビデンスをランク付けしたものが、エビデンスレベル（図1）です。このランキングでは、レベル1は信用度が高く、5は低くなります。もしあなたが探した情報のレベルが高ければラッキーです。しかし、残念ながらレベルが低い情報しか探すことができなくても、落胆しないようにしましょう。レベルの高い研究デザインを実施できない種類の臨床もありますし、エビデンスレベルはあくまで研究デザインによる信用度の高さのランク付けに過ぎません。

　EBMとは、昨日より今日、今日より明日、少しでも良い医療を提供していこうという流れであり、術者にとっての生涯学習の一手法です。そして臨床を行うときには、「エビデンスレベルだけにとらわれることなく、患者さんの希望、術者の技量もミックスし、バランスの取れた臨床を行いましょう」というのがEBMなのです。エビデンスレベルだけにとらわれるよりも、目の前の患者さんの問題にどう対処できるかを考えることの方がずっと大切なことです。

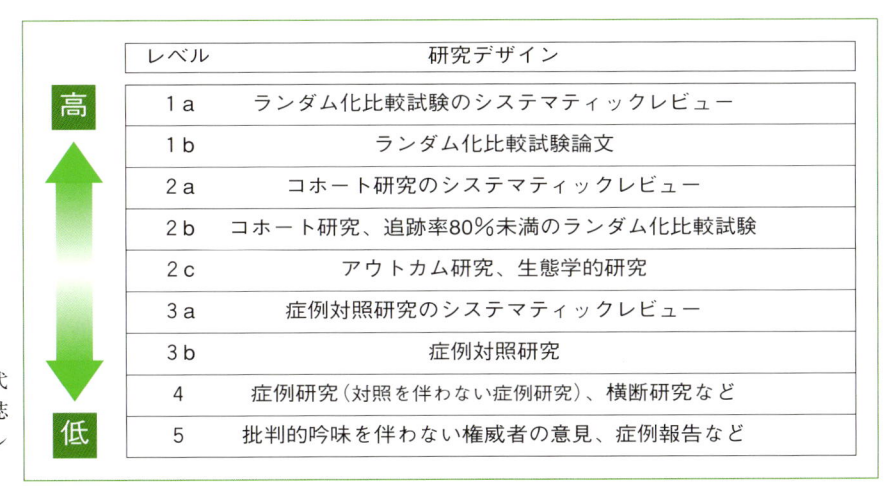

レベル	研究デザイン
1a	ランダム化比較試験のシステマティックレビュー
1b	ランダム化比較試験論文
2a	コホート研究のシステマティックレビュー
2b	コホート研究、追跡率80％未満のランダム化比較試験
2c	アウトカム研究、生態学的研究
3a	症例対照研究のシステマティックレビュー
3b	症例対照研究
4	症例研究（対照を伴わない症例研究）、横断研究など
5	批判的吟味を伴わない権威者の意見、症例報告など

図1　二次情報誌の代表ともいえるJEBDP誌におけるエビデンスレベル（治療論文の例）。

3．NNTを計算してみよう

高垣伸匡

京都府立医科大学 保健・予防医学教室 予防医学部門 大学院

　NNT（治療必要数：number needed to treat）とは、EBMの本に登場する数値の中でも印象的なものの1つです。これは「1人の患者さんの病気を治療・予防する」ために、「何人の患者さんを治療する必要があるか」を意味しています。目の前の患者さんをイメージしやすく、論文の結果を臨床の現場で活かすために非常に便利な指標です。

　ここでは、本別冊を臨床に活かしていただくためにも、NNTをしっかりと覚えていただきたいと思います。

●NNTとは

　内科の例で恐縮ですが、私の勉強会で「耐糖能異常の患者さんに運動療法や食事療法を指導しているが、はたして効果はあるのか？」というテーマでランダム化比較試験を2本読みました。それによると、フィンランドの論文では4年間の観察でNNTは「8」（耐糖能異常の患者さんを8人治療すると1人糖尿病に進行するのを防ぐことができる）、中国の論文では6年間の観察でNNTは「4」（耐糖能異常の患者さんを4人治療すると1人糖尿病に進行するのを防ぐことができる）という結果でした。この2つの論文は、研究デザインに疑問があったり、人種や結果も異なるですが、「運動・食事療法には糖尿病の発症を予防する効果がある」という結論は一致していました。

　日本人においても運動・食事療法により、おそらく数人に1人は糖尿病の発症を予防できることが予想され、これらは非常に効果がある治療だと考えられました。私は糖尿病の専門家ではありませんが、耐糖能異常の患者さんを1日の外来でだいたい数名診ています。運動・食事療法のNNTを知ることで「耐糖能異常の患者さんに運動や食事を指導すると、1日で1人ぐらいの糖尿病を予防できるんだ」と、具体的に治療効果をイメージできるわけです。論文の結果を臨床の現場で利用する際に、NNTはシンプルで有効な指標であることがおわかりだと思います。

●身のまわりにもNNTはある！

　「1人の差を出すために、何人治療する必要があるのか？」というNNTは、私たちに馴染みのない考え方だと思われた方もいるかもしれませんが、実は私たちはすでにNNTを十分に理解しているのです。

　何かほしい物を買いに行ったときのことを想像してみてください。あなたのほしい品物が、ある店では20％引きでした。ところが別の店で30％引きになっていたとしましょう。このとき、誰もがこういう考え方をされたことがあると思います。

「20％引きと30％引きの差は10％だから、10個買ったら1個分の得をする！」

　つまり、1つの差を出すために必要な品物の数を計算しているわけですから「10個買うと、1個分得をする」というのはまさにNNTです。割引のチラシや、ダイレクトメールなどでもおなじみの考え方ですね。

　ちなみに、私たちはEBMで学ぶほかの数値も、買い物で使っています。例えば、「20％引きと、30％引きだと30％引きの店のほうが1.5倍割引されている（リスク比にあたる）」「30％引きの店のほうが、20％引きの店で買うよりも10％得だ（絶対リスク減少にあたる）」などです。こう考えるとNNTをはじめ、EBMに登場する数字の違った側面が見えてきます。仮に、あなたが夕食に使う大根を買

表1　あるランダム化比較試験の結果

	対照群（人）	試験群（人）
サンプル数	202	198
病気の発症数	13	9

表2　表1の結果のサンプル数を100人とした場合

	対照群（人）	試験群（人）
サンプル数	100	100
病気の発症数	6.44	4.55

おうとしていたならどうでしょう？　30％引きの店は、安いけれども腐った大根を売っているのかもしれません。しかし割引率からそれを知ることは不可能です。大根の味や栄養価など、大切な情報も知ることはできません。

　NNTやパーセントといった数値の中では、1人1人の患者さんの情報は、抜けていたり平均化されたりしてわからなくなっているものです。

　もしあなたが車を買おうとしていたならどうでしょう。「10台買ったら1台差がでる」と考えているあなたの仕事はなんでしょうか？　きっと車のバイヤーのような大量に車を扱うお仕事でしょう。1台の車と深くつき合う修理工のような仕事ではないような気がします。

　臨床研究はたくさんの人数を治療した場合と、治療しない場合の差を調査します。車のバイヤーと修理工がまったく違う職業であるように、実際に患者さんの治療をすることと臨床研究ではまったく違うことをしているのです。

● NNTの計算方法

　では実際に、NNTをどのように計算していくのかを説明していきます。表1のような、ランダム化比較試験の結果があったとします。

　このNNTを出すために、まず以下の①〜③の計算をします（参考文献1を参考）。

> ①病気の発症数の比率を出す　（割り算2回）
>   13÷202、9÷198
> ②比率の差を出す（引き算1回）
>   （13÷202）−（9÷198）
> ③②の逆数をとる（割り算1回）
>   1÷{（13÷202）−（9÷198）}
>   　　　　　　　　→四捨五入して「53」

　答えは53人でしたが、ここまでの計算回数はなんと割り算が3回と引き算が1回です。

しかもこの割り算は割り切れないことがほとんどで、なかなかの難問です。そのうえ、割り算の答えをいちいち書きとめないといけません。メモリー機能のある電卓やパソコンならばまだしも、普通の電卓ならば小数点以下2〜3桁ぐらいまでメモをとって、次の計算では再度打ち直しです。忙しい仕事中に電卓やパソコンを使いながら論文を読むのは大変なことです。NNTは非常に良い指標なのですが、欠点としては、

・計算が難しく、しかも煩雑である
・計算しながら数字の意味を実感できない人が多い

という2点があげられます。

　そこで、パーセンテージで示す方法があります。①〜③の計算でNNTの意味が理解できる方はいいのですが、もしいまひとつ実感がわかないならば、病気の発症数のパーセンテージから計算することをおすすめします。つまり、①の計算でパーセンテージまで出して比率を出す際は、

> 13÷202≒0.0644→6.44％
> 9÷198≒0.0455→4.55％

と示すのです。

　私たちはパーセンテージに慣れていますから、「6.44％」と聞くと「ああ、100人中6人ちょっとだね」と簡単にイメージがわきます。パーセンテージで結果を見直すということは、言い換えれば「対照群100人と試験群100人の研究で、病気の発症数が6.44人と4.55人だ」と先程の臨床研究の結果を書き直したわけです（表2）。

　ですから、病気の発症数の差は100人あたり「6.44人−4.55人で「1.89人」です。もっとわかりやすいようにこの差を1人になおすと、1.89人を1人に直した場合のサンプル数

は、「100人÷1.89人≒53人」となります。1人の差を出すために必要なサンプル数が出たわけで、これがNNTです。

パーセンテージがわかりやすい理由の1つとして、サンプル数を100人に固定していることがあげられます。NNTは病気の発症数の差を「1」に固定するのですから、同じような作業をしているわけです。固定する数値が「サンプル数」ではなくて、「病気の発症数の差」である点と、「100」ではなくて「1」に固定するという2点がパーセンテージとNNTの違いといえるでしょうか。

| サンプル数：100人 | 100÷1.89＝約53 |
| 病気の発症数の差：1.89人 | 1.89÷1.89＝1 |

病気の発症数のパーセントを計算してからNNTを出す方が、はるかにイメージがつかみやすいと思いますので、是非一度計算してみてください。ありがたいことに病気の発生率をパーセンテージで併記してくれている論文が多いので、そういうときは引き算1回と割り算1回でNNTが出せます。それにNNTを使うかどうかは関係なく、病気の発生率は大切な情報です。その意味でも、病気の発生率をパーセンテージで出してからNNTを計算することは一石二鳥といえます。

●NNTを臨床で使用する

ここでは、私の勉強会で使っているNNTの暗算方法を紹介いたします。表1の結果を、以下のように計算していきます。

①病気の発症数の差を出す
　13人－9人＝4人
②サンプルサイズを計算しやすいものに勝手に決める（ここがポイント！）
　・202と198を200とみなす
　・ここでは①で出した差「4」で割りやすい数、かつ両群に近い数を勝手に決めてしまう
③決めたサンプルサイズを病気の発症数の差で割る
　200人÷4人＝50人
　　　　→「50」がNNTに近い数字になる

これでNNT（に近い数）が出せました。引き算1回と割り算1回で計算でき、両方とも暗算で出せる簡単な計算です。とにかく速くて楽なので、私はこの方法を重宝しています（サンプルサイズが小さい場合は暗算法によるNNTの誤差は大きくなるので注意してください）。確かに正確さにはかけ、実際は53人なのに暗算法では答えが50人で、3人のずれが生じています。しかし臨床の現場でNNTを使うときには、おおざっぱな数値で間に合うことが多いのです。

例えば、NNTが小さく10以下だと（10人治療したら1人差が出る）非常に有効な治療ですし、NNTが100以上にもなってくると、治療効果は自分では実感できないだろうと私は思っています。こういったNNTの大きさの持つ意味は大事なことですので知っておく必要があります。

このNNTの暗算法は、非常に理解しやすく、実際に紙とペンで計算をしていただくと、本来の「1人の差を出すために必要な治療人数」という定義が実感できると思うのですが、いかがでしょうか。

では、対照群と試験群のサンプルサイズがまったく異なる場合はどうしたらよいのでしょう？（例えば100人と500人など）　残念ながら暗算方法はまだ思いつきませんが、私としては先程のパーセントから計算する方法をお勧めします。

　　　　＊　＊　＊　＊　＊

NNTは確かに便利な指標ですが、数値に表れるものはあくまでも限られた情報です。じっくりと患者さんの話を伺って、論文に出てこないような患者さん御自身の情報を大切にした医療を実践したいものですね。

（謝辞）
さまざまな示唆を与えて導いてくださった京都府立医大数学教授の八木克己先生、京都府立医大麻酔科の細川康二先生、京都大学医学部の青柳健一さん、のぶのぶEBMに参加してくださったすべての仲間たちに感謝いたします。

参考文献
1．開原成允，浅井泰博（翻訳）．JAMA医学文献の読み方—EBMライブラリー．東京：中山書店，2001．

第4章　用語を覚えよう

豊島義博[*1]、湯浅秀道[*2]

[*1]第一生命保険相互会社 日比谷診療所、[*2]東海産業医療団 中央病院 歯科口腔外科

　臨床医学、歯学論文を読もうとすると、どうしても耳慣れない、カタカナや横文字がたくさん出てきます。「どうして横文字が多いのか、もっとわかりやすいことばで説明できないの？」という疑問は、誰でも持つことでしょう。

　この質問は、実は、簡単な理由で説明がつきます。よりよい医療を実践するのならば、世界の論文を読んで勉強することが必要です。しかし、ただ漠然と読むのではなく、研究の行われたバックグランドや研究デザインを理解することが重要になります。そしてそれは、英語で書かれています。ですから英語でそれらの用語を覚えてしまった方が、早いのです。英語で用語を覚えることのメリットは、果てしなく大きいといえます。いちいち辞書を引いたり（しかも専門用語ゆえ辞書にも載っていないでしょう）、英語と日本語のニュアンスの違いによって本質を見落としてしまうこともありうるのです。ですから、日本語に翻訳して用語を覚えるより、英語で直接概念を掴んだほうが早いということになるのです（日本語で覚えても、実際は英語の論文を読むことが多くなりますからね）。

　英語は苦手かもしれませんが、なにも受験英語のように「3,000語覚えろ！」といっているのではありません。50語も覚えれば、治療の論文、レビュー論文のほとんどが読めるようになります。

　最初は敷居が高いと感じられるでしょうが、ぜひ用語に慣れていただきたいと思います。各用語には一応、日本語訳を添えました。しかし、日本語を覚えるよりも、ぜひ英語のスペルと意味を直結させてください。

■ これだけは覚えよう50選 ■

1) Absolute risk reduction(ARR)　絶対リスク減少率
病気・死亡などの対照群での発生率と試験群での発生率の差をいう。

2) Bias　バイアス
目的とした処置、治療以外の要因で、試験の結果（あるいはその解釈）に影響を及ぼすもの。かたよった結果を生む原因になる。

3) Blinding　盲検化
患者・臨床家・結果を検討する研究者に対し、介入を秘匿することによりバイアスを除去する研究手法をいう。患者にどちらの治療を受けているか遮蔽するものをsingle blind（一重盲検）という。また、患者、担当医ともに遮蔽するものをdouble blind（二重盲検）という。結果を検討する研究者も含めデータがどちらの試験群か遮蔽されわからなくしているものをtriple blind（三重盲検）という（同義語：Masking＝遮蔽化）。

4) Case-control study　症例対照研究、患者対照研究
病気のある患者（症例）とない対照者とを比較し、両群での特定の曝露要因の有無を探索する研究。病気以外の問題も扱う。患者と対照者は、同じ集団から選ばれることはまれで、

そのため有病(者)率の計算はできない。

5) Case-series study　ケースシリーズ研究

同じ視点・分類・カテゴリに属す治療を集めた統計処理のされていない研究。比較する群を設けていないので、治療そのものの効果を計ることはできない。

6) Case-report・Case study　症例報告・症例研究

治療例や副作用例などを報告すること。医学論文の中でもっともよく行われている。新しい治療法や害の報告、特殊事例の報告には意義があるが、治療法の効果を確認することはできない。うまくいった治療例の紹介ばかりが目立つ歯科領域の症例報告には特に注意が必要。

7) Clinical trial　臨床試験

治療の有効性を判定する研究方法。試験群だけでなく対照群を置き、その差を測定することで治療の効果を判定する。

8) Cochrane collaboration　コクラン共同計画

医療の分野、トピックごとに文献のシステマティックレビューを作成し、また改訂するボランティアの世界規模のネットワーク。消費者向けに、医療情報をわかりやすく紹介したコンシューマーサイトも運営している。

9) Cohort study　コホート(前向き)研究

特定の集団を選び、ある要因の曝露を受ける群と受けない群の2群に分け、病気の発生を追跡する研究をいう。有病(者)率を計算することができる。後ろ向きコホート研究については→86ページ参照

10) Coin-toss　コイントス法

→43ページ参照

11) Confidence interval(CI)　信頼区間

真の値を含むことが期待される、試験結果の範囲を指す。症例数が多いとデータのばらつきが少なくなり、信頼区間の幅は小さくなることが多い。信頼区間の幅が大きいことは、症例数が少なく、かつそのデータがばらついていることを示すと考えるとわかりやすい。

12) Confounding factor　交絡要因、交絡因子

病気の原因ではないが、間接的な要因として原因に見えるもの。例えばコーヒーをよく飲む人が胃ガンになりやすいと思われたのは、喫煙者がコーヒーをよく飲むからだった。すなわち喫煙は胃ガンのリスク要因だが、コーヒーはリスク要因ではなく交絡要因。

13) Crossover study／Crossover controled trial　クロスオーバー研究、クロスオーバー比較試験

2つ以上の実験的な治療を、特定の順番で、もしくはランダムに複数の同じ患者群に対して実施するもの。ランダム化比較試験の一種。患者を二群以上に分けて行うものはパラレルデザインという。クロスオーバーは1つのグループで時期をかえて治療方法を試すこと。1つの治療の影響がずっと残るかもしれない(持ち越し効果)ので問題はあるが、患者数が少なくてもよいので行いやすい利点もある。

14) Cross-sectional study　横断研究、横断調査
ある単一時点で集団を観察した研究をいう。国勢調査などがその一例。病気の有病(者)率、分布、既知リスクファクターの率などがわかる。未知の新しいリスクファクターを予想することはできるが、証明するにはコホート研究などの時間経過を追った研究が必要。

15) Dose-response relationship　用量反応関係
因果関係を証明する1つの手法。例えば、薬用量の増加にともなって副作用が増加する、または喫煙期間の長さと歯周病の発症例数が比例する、など。

16) Endpoint　エンドポイント
研究の評価項目のこと。研究を終わるとき(エンド)に測定するものなのでこう呼ぶ。主たる評価項目をPrimary endpoint(プライマリー・エンドポイント)、副次的なものをSecondary endpoint(セカンダリー・エンドポイント)と言う。また患者にとって意味のあるものをTrue endpoint(真のエンドポイント)と呼び、それの代用となるものをSurrogate endpoint(代理のエンドポイント)と呼ぶ。真のエンドポイントが重要だが、さまざまな制約で代理のエンドポイントで研究を進めることが多く、たとえばう蝕の減少を評価する際に、う蝕の減少(真のエンドポイント)を評価するのではなく、ミュータンスレンサ球菌の減少(代理のエンドポイント)で評価するということがある。

17) Event　イベント
病気や、障害の発生などを指す。人におきる事件を意味することもあり、その文脈で判断するしかない。

18) Exclusion criteria　除外基準
臨床試験では、組み入れ基準に合致している登録被験者を研究から除外する条件を指す。システマティックレビューでは、集めた論文のうち採用しない論文の選定基準を指す。

19) Focus groups method　フォーカスグループ法
→111ページ参照

20) Follow up　追跡
個人・集団・最初に定義した母集団の健康状態・健康関連変数の変化を観察するために、一定期間にわたり、関連する特性を評価すること。

21) Forrest plot　フォレスト・プロット
メタアナリシスにおいて個々の試験の結果を図示するもの。

22) Funnel plot　ろうと図
出版バイアスによって結果が歪められていないかどうかを検討するために、メタアナリシスに組み入れられた試験を図示する方法。

23) Gold standard　ゴールド・スタンダード
確立された信頼性の高い診断方法。う蝕の場合には、歯質を切削して感染象牙質を確認する方法であろう。歯周病の場合は、ポケットの深さ、付着の喪失などを総合して判断しているので、確定的なゴールド・スタンダードはない。

24) Heterogeneity　異質性
システマティックレビューにおける、レビューに組み入れられた試験の間での不一致の総計をいう。臨床的な異質性（研究間での臨床的な相違）、統計学的な異質性（研究結果が相互に異なる）がある。

25) Intervention　介入
治療、観察、情報提供、など対象者になんらかの影響を及ぼす行為の総称。

26) Incidence　罹患率（発生率）
ある母集団で、ある特定の期間に新たに発生する疾患の症例数もしくは病気になる人数をいう。ある時点での病人の数である Prevalence 有病（者）率（33ページ）と区別すること。

27) Intention-to-treat インテンショントゥトリート（ITT分析）
ランダム化比較試験で、最初に割りつけた症例数を元にして結果を分析する方法。実際には薬を飲まなかった人でも、実薬グループから除外せずにカウントする。さまざまな理由で試験を中断した人を除外し、最後まで試験群にとどまった人を解析対象とする方法（on treatment）も行われているが、これでは当初に割り付けした意味が失われ、統計的有意差を計算することはできなくなる。　→97ページ参照

28) Matching マッチング
試験群と対照群について、結果に影響を与える可能性のある要因の条件を同じにすること。

29) multiple linear regression analysis　重回帰分析
→57ページ参照

30) Meta-analysis　メタアナリシス
結果を要約するために定量的方法を用いるシステマティックレビューのこと。統計的解析手法のみを意味するという見解もある。

31) Not randomized controled trials　非ランダム化比較試験
ランダム割付がされていない、対照群がある臨床試験。

32) Number needed to treat(NNT)　治療必要数
1人の悪いアウトカムを避けるために治療が必要な患者の数をいう。NNTはARRの逆数で、NNT＝1／ARRである。　→26ページ参照

33) Odds ratio　オッズ比
オッズは、ある事象が起きる確率 p と、起こらない確率 $1-p$ の比 $p/1-p$ のこと。例えばサイコロを1回振って6が出るオッズは（1／6）／（5／6）＝0.2である。オッズ比とは2つのオッズの比である。サイコロの2つの目が出るオッズ比は0.2／0.2＝1となる。このことからわかるように、オッズ比が1とは2つの事象に差がないことを意味する。症例対照研究で求められるオッズ比は、罹患率が低い場合には、相対リスク（RR）の近似値として用いられる。　→43ページ参照

34) Outcome　アウトカム
結果のこと。病気の発生、回復、などさまざまな意味をもつ。

用語を覚えよう

35）p value　p値
ある結果が偶然に起きている確率。

36）person-years　人年
1人の人が1年間フォローアップされたことを示す単位。

37）Placebo プラセボ
にせ薬。臨床試験では、実薬と同じ剤形のにせ薬が使われることがある。

38）Prevalence　有病(者)率
ある母集団の、ある時点での病気を持つ人の割合。

39）Publication bias 出版バイアス
システマティックレビューで問題となるバイアスであり、検索の不徹底のことをいう。例えば英語以外の情報源の検索を省略したり、未公表試験を見落してしまうことにより生じる。　→129ページ参照

40）Qualitative study 質的調査研究
→111ページ参照

41）Randomised controlled clinical trial(RCT)ランダム化比較試験、ランダム化割付試験
患者群をランダムに試験群と対照群とに割り付け、問題となっている変数／アウトカムについて追跡する方法。

42）Relative risk(RR)、risk ratio　相対リスク、リスク比
試験群イベント発生リスク（EER）の、対照群イベント発生リスク（CER）に対する比をいう（RR=EER／CER）。製薬会社のパンフレットなどで見かける機会が多いが、本当の減少値がどのくらいか、ARRを知ることが重要。下記のRelative risk reduction と混同しないこと。　→26ページ参照

43）Relative risk reduction(RRR)　相対リスク減少率
試験群イベント発生率（EER）が対照群イベント発生率（CER）に比較してどの程度減少するかを比で表したもの。RRR=（CER－EER）／CER。　→26ページ参照

44）Risk factor　リスク因子、リスク要因、危険因子
病気の発生リスクを高めるが、単独では、病気を引き起こすのには不十分な要因。疫学的知見に基づいて、予防に重要であると考えられる健康関連状況との関連が知られている個人の行動や生活様式の特徴、環境曝露、先天性や遺伝的特性など。予後因子と混同しないこと。喫煙は肺癌のリスク因子であるが、予後因子としては癌のグレードの方が大きい。

45）sample size　必要症例数
2群以上を比較する臨床試験において、統計的差を計算するうえで必要な症例数。ある程度症例数がないと統計的差を計算することができない。少数症例の比較では、偶然差が出たり出なかったりすることがある。この差がないのに誤って差があるとしてしまうことをαエラー（タイプⅠエラー）といい、差があるのに間違って差がないとしてしまうことをβ

エラー（タイプⅡエラー）という。また症例数が多ければいいというものでもなく、多すぎると不必要な費用がかかること、意味のない小さな差も統計的差として出てくるなどの問題が生じる。したがって、必要症例数は研究を始める前に計算によって求めておく必要があり、論文中に記載されるべきものである。現在では、必要症例数の計算が示してない臨床研究論文は質が低いと判断される。

46) Sensitivity　感度
疾患を有する人のうち、検査が陽性になる人の割合。

47) Specificity　特異度
疾患を有さない人のうち、検査が陰性になる人の割合。

48) Split mouth design　スプリットマウスデザイン
1人の患者の口腔を左右に分け、違う治療を行うこと。

49) Survival curve　生存曲線
イベント数の経時的変化やイベントが起きずに済むという予測の経時的変化を示す図である。イベントは離散的でなければならず、イベントの発生した時期が特定されなければならない。多くの臨床的な状況下では、アウトカムの予測は経時的に変化する。多くの生存曲線では追跡期間の初期には、追跡期間の晩期よりも多くの患者からの結果が含まれるので、より正確である。　→86ページ参照

50) Systematic review　システマティックレビュー、系統的レビュー
ある特定のトピック（話題）について、医学文献を系統的に検索し、吟味し、要約した論文のこと。　→70ページ参照

より詳しい用語を知りたい方には、下記のWEBサイトをご利用下さい。
- 群馬大学社会情報学部・青木繁伸教授ホームページ
  http://aoki2.si.gunma-u.ac.jp/
- 日本大学医学部公衆衛生学教室EBHC研究班ホームページ
  http://www.med.nihon-u.ac.jp/department/public_health/ebm/index.html
- 福井班EBMホームページ
  http://www.ebmedu.umin.jp/

第3部
歯科衛生士臨床に活かせる論文抄訳集

歯周病
1. 歯周治療　中等度歯周炎の治療には、外科・非外科、どちらが有効か？
2. 歯周治療　超音波スケーラーによる歯肉縁下のデブライドメントは有効か？
3. 歯周治療　妊婦の歯周治療は、早産と低体重児出産のリスクを下げる
4. 歯周治療　エムドゲインは非外科治療には効果がない
5. 歯周治療　通常の歯周治療には、抗生剤の使用は効果がない
6. 歯周治療　重度な歯周病患者には、非外科治療だけではコントロールできない
7. 歯周病のリスク因子　飲酒は歯周病のリスク因子かもしれない
8. 歯周病のリスク因子　歯槽骨吸収と歯の喪失のリスク因子は何か

う蝕
9. ブラッシング　ハイリスクの子どもに、管理下のブラッシングは有効か？
10. ブラッシング　マルチブラケット装置による矯正治療中のプラーク除去と歯肉炎予防には、手用歯ブラシより電動歯ブラシが有効である
11. フッ化物　未感染児の隣接面う蝕の予防に、フッ化物配合歯磨剤は有効か？
12. フッ化物　ブラッシング後の洗口はう蝕予防に影響するか？
13. フッ化物　フッ化物洗口は小児のう蝕予防に有効か？
14. フッ化物　フッ化物配合歯磨剤は、小児のう蝕予防に有効か？
15. フッ化物　矯正治療時に、PMTCとクロルヘキシジン洗口を併用した予防処置を行うことは効果的か？
16. キシリトール　母親がキシリトールガムを2年間噛めば、6歳までの子どものミュータンスレンサ球菌レベルを下げることができる
17. キシリトール　キシリトールキャンディのう蝕予防効果
18. クロルヘキシジン　萌出途中の永久歯に対するクロルヘキシジンバーニッシュの効果
19. クロルヘキシジン　修復歯マージンのミュータンスレンサ球菌に対するクロルヘキシジンバーニッシュとジェルの効果の比較
20. う蝕のなりやすさ　世代によって、歯種別のう蝕のなりやすさには違いがある
21. 知覚過敏　硝酸カリウム＋フッ化スズ＋フッ化ナトリウム配合歯磨剤は、象牙質知覚過敏症に効果があるか？
22. シーラント　シーラントの種類によってう蝕予防効果に差があるか？
23. ホーソン効果　口腔衛生状態の不良な矯正患者に、ホーソン効果を利用して良好な結果を得ることができた
24. プロバイオティクス　Lactobacillus rhamnosus GGを含有した低温殺菌牛乳の飲用は、う蝕の危険性を減らす効果がある

口腔ケア
25. 誤嚥性肺炎予防　特別養護老人ホームにおける高齢者の口腔ケアは、誤嚥性肺炎を予防できるか？
26. 誤嚥性肺炎予防　高齢者退役軍人における誤嚥性肺炎の歯科的リスクファクター
27. 誤嚥性肺炎予防　クロルヘキシジンによる含嗽は、ICU患者の人工呼吸器関連性肺炎を予防できるか？

その他
28. 喫煙　手術の前に禁煙を勧めることは意味があるだろうか？
29. ニーズ　高齢者は、医療機関にどのようなニーズを持っているのか？　主治医に何を求めているのか？
30. 患者不安　音楽は小児患者の痛み、不安、非協力的行動の軽減に有効か？
31. 患者不安　術者が患者の不安レベルを察知すると、患者の不安がやわらぐ
32. 薬剤　下顎第三大臼歯抜去後の歯槽骨炎予防に、クロルヘキシジンによる洗口とクラブラン酸カリウム・アモキシシリン服用は有効である
33. 薬剤　下顎枝矢状分割法による骨切り術の感染予防を目的とした抗生剤投与は、術前1回でよい
34. 薬剤　非ステロイド系鎮痛剤（NSAIDs）と膀胱癌のリスク
35. 薬剤　抜歯時にアスピリン服用は中止すべきか？
36. 医療事故　外科における医療事故はどのような状況で起こりやすいか？
37. EBM研究　すべての研究は論文になっているのか？

第3部　構造化抄録

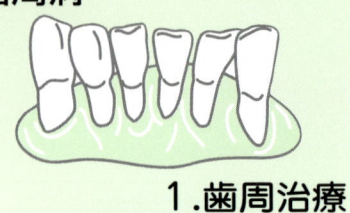

歯周病
1.歯周治療

中等度歯周炎の治療には、外科・非外科、どちらが有効か？

この論文のPECO
- P：誰に　　中等度に進行した歯周病患者に
- E：何をすると　歯周外科と
- C：何と比較して　スケーリング・ルートプレーニング（SRP）のみとを比較して
- O：どうなるか　アタッチメントレベルの獲得には差があった

この論文の目的(Object) 中等度歯周炎の患者に、歯周外科を実施した場合と、SRPを実施した場合のクリティカル・プロービングデプス（CPD：分岐点となるポケットの深さ）を検討する
この研究の行われた場所・設定(Setting) スウェーデン・イエテボリ大学歯周病学講座
この論文の研究デザイン(Design) 比較研究

この論文の概要 Summary

対象患者(patients)
中等度歯周炎の治療のためにイエテボリ大学歯周病学講座に紹介された、32〜57歳の15名。

治療法(intervention)
口腔衛生状態や歯肉の状態、ポケットの深さ、臨床的付着レベルの検査を含む開始時の検査を全歯に行った。検査後、全患者は各自の歯周病の説明と口腔衛生方法について詳しい指導を受け、スプリットマウスデザインを利用した歯周治療を受けた。顎の右または左側で改良ウィドマンフラップ手術と併せて壊死組織切除を行い、反対側はSRPのみとした。

主な治療、効果判定のための転帰(main outcome measures)
6ヵ月後のアタッチメントレベルの増減。

主な結果(main results)
データから推計した、分岐点となるCPDを表1に示す。

結論(conclusion)
最初のポケットの深さが、それぞれのCPD未満の部位にSRPもしくは改良ウィドマンフラップ手術を行うと、術後に臨床的付着の喪失が見られる可能性が高い。一方、最初のポケットの深さがそれぞれのCPDより

原著論文 Lindhe J, Socransky SS, Nyman S, Haffajee A, Westfelt E. "Critical probing depths" in periodontal therapy. J Clin Periodontol 1982;9(4):323-336.

歯周病　1.歯周治療

表1　データから推計した分岐点のCPD（抄訳者による）

	前歯	小臼歯	大臼歯
SRP	2.7±0.5	2.5±0.9	3.5±0.8
歯周外科	4.1±0.3	4.7±0.4	4.1±0.3

図1　臨床的付着の喪失と獲得（原著では図2）。この図は、実測値より計算した予測モデル。どの部位でも、ポケットが浅いときには歯周外科の方が喪失が大きく、深くなるとよい結果を示していることになる。それぞれのCPDより深いポケットでは付着の獲得が得られ、交点より深いポケットでは歯周外科の方が付着の獲得を得るのに有効。

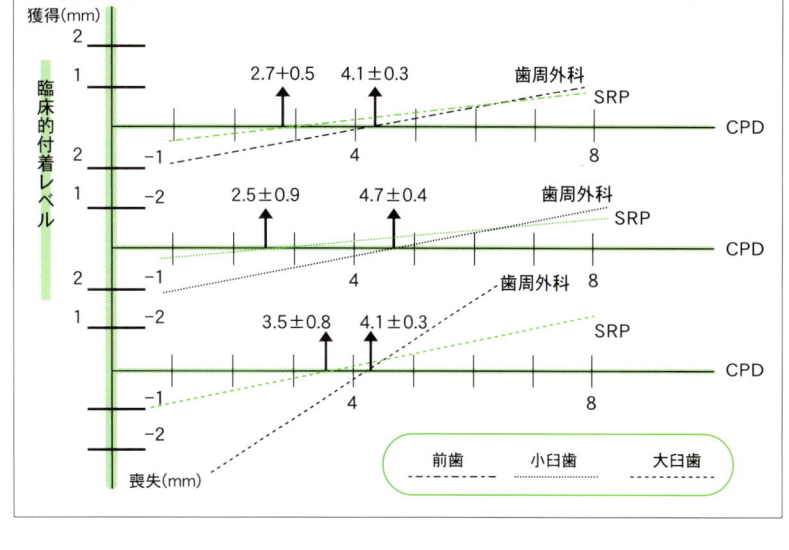

も深い場合では、臨床的付着の獲得が起こる可能性が高い。

また、メインテナンス期間中の臨床的付着レベルの変化は、治療方法による差は少なく、プラークコントロールの影響の方が大きい。

本論文の理解を助けるためのワンポイント
Commentary

本論文により得られたCPDはSRPのみの場合の方が小さく、前歯・小臼歯においてその差がより明確です。CPDより浅いポケットでは、術後臨床的付着の喪失を生じやすく、改良ウィドマンフラップ手術後の方がより顕著にその傾向が現れました。CPDを越える深いポケットでは、臨床的付着の獲得が期待できます。

図1のそれぞれのグラフにおいて、回帰直線の交点（前歯：6.53　小臼歯：6.9　大臼歯：4.52）より浅いポケットであれば、SRPのみの方がより多い臨床的付着の獲得を得やすく、交点よりも深いポケットであれば、改良ウィドマンフラップ手術を併用することでさらに臨床的付着レベルの増加が期待できることを示しています。前歯・小臼歯においては、6mm程度までのポケットであればSRPのみの方が効果的であることが読み取れます。大臼歯であれば、改良ウィドマンフラップ手術を併用した方が臨床的付着の獲得を得やすいようです。したがって、ポケットは浅いが歯周病に罹患している部位が非常に多い患者さんでは、非外科的治療が望ましく、ポケットの深い部位が非常に多い患者さんでは外科的治療でさらに多くの臨床的付着の獲得を得られるでしょう。またこの臨床試験の中で、各治療法のCPD値は、プラークスコアの増加に伴い大きくなっていました。メインテナンス期間中では、プラークのない部位では付着の喪失はまったくあるいはほとんど見られませんでしたが、プラークの付着した部位では18ヵ月間で平均0.72〜0.55mmの付着を喪失しています。術後においては、治療方法よりもメインテナンスケアの質が非常に重要な影響を与えているようです。

抄訳者　長山和枝・渡辺　勝／わたなべ歯科（埼玉県春日部市）

歯周病
2. 歯周治療

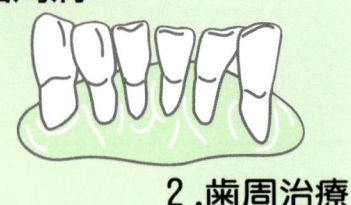

超音波スケーラーによる歯肉縁下のデブライトメントは有効か？

この論文のPECO
- P：誰に　歯肉縁下の歯周治療を受ける歯周病患者では
- E：何をすると　超音波スケーラーを使用すると
- C：何と比較して　手用器具のみによる治療に比較して
- O：どうなるか　わずかながら効果があった

この論文の目的（Object） 歯周病の治療における超音波スケーラーによる歯肉縁下のデブライトメントの有効性を、手用器具によるデブライトメントと比較する

この論文の研究デザイン（Design） システマティックレビュー

この論文の概要 Summary

対象患者(patients)
臨床的付着の喪失または歯槽骨の喪失が1mm以上、ポケットが4mm以上ある、慢性歯周炎に罹患している患者。

対象研究(study selection)
6ヵ月以上の追跡期間があるランダム化比較試験。

論文検索方法(searching strategy)
1966年から2001年4月までの、Medline、CCTR、BIOSIS、Embase、HAD、MEDITEC、HEALTH DEVICES ALRTS、MEDITEC、CINAL他の主要な電子データーベースから検索。

妥当性検討(inclusion criteria)
2人のレビュアーが、独立してタイトル、要約から該当する論文を抽出した。一致率（カッパー値）は0.77で高い。不一致のものはさらに協議して評価した。国際的な基準表に従って、論文の妥当性を評価した。

治療法(intervention)
試験群は振動運動や回転運動などの機械でデブライトメントしたもの、対照群は手用器具のみでデブライトメントしたものを選択し、外科的介入を調査した研究は除外した。

主な治療、効果判定のための転帰(main outcome measures)
臨床的付着レベルの増加、ポケットの減少、BOPの減少、作業時間。

原著論文 Tunkel J, Heinecke A, Flemmig TF. A systematic review of efficacy of machine-driven and manual subgingival debridement in the treatment of chronic periodontitis. J Clin Periodontol 2002;29 (Suppl. 3):72-81.

主な結果(main results)

419編の要約論文からスクリーニングがなされ、391の論文が調査対象となった。さらに妥当性を評価したところ、基準を満たす論文は27になった。27の論文をさらに詳細に検討したところ、研究の疑問に見合うものは13の論文に絞り込まれた(図1)。

13の論文のデータのうち、統合できるものから得られた結論は、以下のとおり。

・単根歯の慢性歯周炎の治療に超音波／音波スケーラーおよび手用器具を使用して行う歯肉縁下デブライドメントの効果には差がないと思われる。
・複根歯では、超音波／音波スケーラーの効果に関する証拠は見つけられなかった。
・手用器具を使用するよりも超音波／音波スケーラーを使用した方が、歯肉縁下デブライドメントにかかる時間を短縮できる。
・2つの治療法を行った後に生じる有害事象の頻度および重症度には大きな差はないが、これを指示する証拠は弱い。

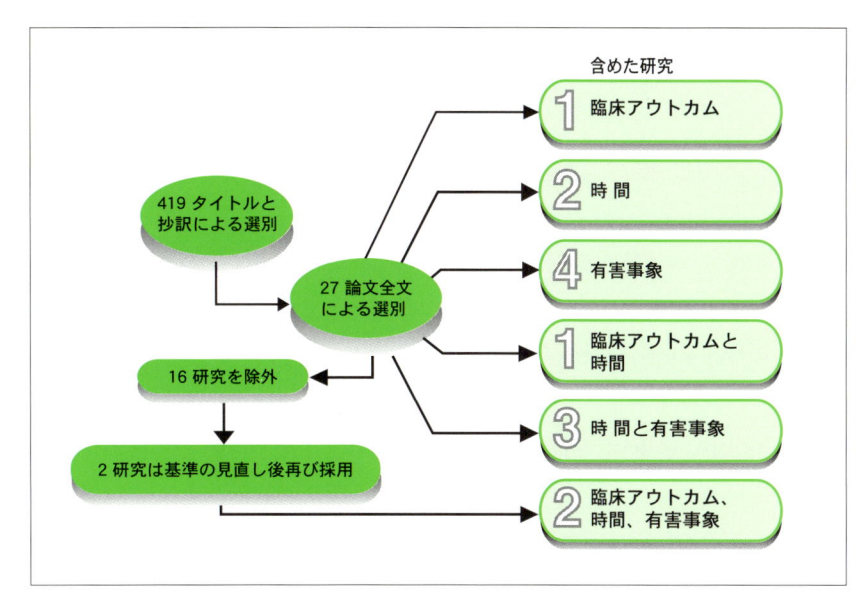

図1 本システマティックレビューにおける、論文の抽出(原著では図1)。

表1 本システマティックレビューから除外された理由(原著では表1)

研究	除外した理由
Biaginiら 1988	望ましいタイプのアウトカム測定のデータがない
Borettiら 1995	1ヵ月のデータのみ
Ewen ら 1976	有害事象の質的データのみ
Forrest 1967	コドラート法のみの治療に必要な時間
Garnick と Dent 1989	有害事象の質的データのみ
Gellinら 1986	望ましいタイプのアウトカム測定のデータがない
Houら 1987	全文を入手できなかった
Jonesら 1972	有害事象の質的データのみ
McCall と Szmyd 1960	有害事象の質的データのみ
Oosterwaalら 1987	1.5ヵ月のデータのみ
Sanderson 1966	望ましいタイプのアウトカム測定のデータがない
Schafferら 1964	有害事象の質的データのみ
Suppipat 1974	レビューの文献
Van Volkinburgら 1976	In vitro試験

本論文の理解を助けるためのワンポイント
Commentary

歯周病のランダム化比較試験は、1つ1つの研究の対象患者数が少ないことがいつも問題になります。これは研究施設の規模、研究資金などさまざまな障害があるためです。医科のように製薬会社からの潤沢な研究資金の提供がない歯科研究ではやむ得ないことでしょう。患者数が少ないと、βエラーという症例数が少ないために有意差が出ない問題が生じます。そのため、小規模な研究を多数集め、再度データを統合して検討する研究方法がシステマティックレビューです。

図1に示すように、電子データベー

スから抽出した論文を何度も検討して、優良な論文に絞りこんでいきます。ここの段階を慎重に行わないと、ゴミ研究が混じり込むためにレビューの結論がゴミに左右されることになります。

採用されなかった論文のどこに不備があったのかも、通常表にして示され、他の研究者が追試できるように配慮されています（前ページ表1）。

今回、超音波スケーラーの有効性を比較するためにシステマティックレビューを抄訳しました。施術時間は機械を使用した方が36.7％短縮されているようですが、メタアナリシスに含まれている研究は2本だけで、含まれていない研究には差はないと記載されているものもあります。これらは単根歯を比較したものに多く見られ、複根歯を対象とした研究では短縮されていることが示唆されていました。治療効果は、真のアウトカムは喪失の予防と思われますが、自然喪失および交絡因子のために前向き研究で生存率を調べることは大変困難です。メインテナンスが歯肉縁下デブライドメントの主要目的であるとするならば、付着の喪失がさらに進行するのを防ぐことは、貴重な代用アウトカム変数であるといえます。しかし、含めた臨床試験の期間が短いために（例えば6ヵ月）、評価した治療が歯周病の進行に及ぼす影響を決定できませんでした。そのため、臨床的炎症状態を示すBOPやPPDで比較しましたが、効果にはほとんど差がありませんでした。2つの治療方法の効果に差がないとすると、有害事象の有無は大変大きな意味を持ちます。

根面粗さに関しては超音波スケーラーを使用した方がじゃっかん荒いようでした。しかし根面の粗さがデブライドメント処置後の治癒には影響しないようなので、臨床アウトカムに及ぼす影響は少ないと考えられます。軟組織の損傷に関しては、2つの治療法に同等に発生するか、または手用器具を使用した方がわずかに目立つようです。

今回、臨床的炎症の改善はそれほど差がありませんでしたが、長期的に見た根面粗さの差がどのような影響があるかはわかりませんでした。また、チップの形態の差、それによる到達度の比較については研究がされていませんでした。機械を使用すると手用器具では操作しにくい根分岐部などの狭いところでも作業することができますが、このような部位専用の器具は新しいものが多いため、今後の更なる研究が待たれます。

抄訳者　長山和枝・渡辺　勝／わたなべ歯科（埼玉県春日部市）

歯周病　3.歯周治療

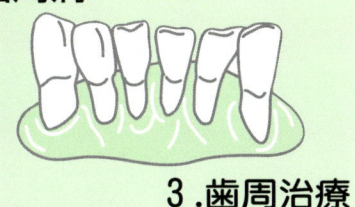

妊婦の歯周治療は、早産と低体重児出産のリスクを下げる

この論文のPECO
- P：誰に　歯周病に罹患した妊婦に
- E：何をすると　歯周治療を行うと
- C：何と比較して　行わないのに比べて
- O：どうなるか　早産と低体重児出産のリスクを下げられる

- ●この論文の目的(Object)　歯周病と早産や低体重児出産との関連を検討すること
- ●この研究の行われた場所・設定(Setting)　チリ・サンチャゴ地区の一施設で国の通常の出生前公衆衛生サービスシステムを受けて出産を予定している女性
- ●この論文の研究デザイン(Design)　ランダム化比較試験

この論文の概要 Summary

対象患者(patients)
全身状態は健康で、社会背景として低所得者層に入る18～35歳の妊婦（研究開始時：妊娠9～21週）であり、残存歯数が18本未満の歯周病患者。多胎（双子以上）出産の妊婦は研究対象から除かれた。

治療法(intervention)
試験群は出産前に、対照群は出産後に歯周治療を受けた。
歯周治療として、最初に0.12％クロルヘキシジン洗口を毎日行うよう指導を行った後、プラークコントロール指導、スケーリング、浸潤麻酔下でのルートプレーニングを施行した。試験群は妊娠28週までに歯周病治療を終え、それ以降は2～3週に一度のメンテナンス治療を受けた。

主な治療、効果判定のための転帰(main outcome measures)
早産児（自然分娩または自然破水で37週未満の出生）または出産時低体重児（体重2,500g未満）の出生数。

主な結果(main results)
歯周病の放置は、この研究の対照群にとって、早産と低体重児出産に対する独立したリスク因子であった（オッズ比5.99、95％信頼区間1.70－20.6；$p=0.001$）。歯周治療は、有意に早産と低体重児出産のリスクを下げた（早産と低体重児出産の頻度は、試験群では1.84％に対して対照群では10.11％であった。$p=0.003$）。

原著論文　López NJ, Smith PC, Gutierrez J. Periodontal therapy may reduce the risk of preterm low birth weight in women with periodontal disease: a randomized controlled trial. J Periodontol 2002;73(8):911-924.

結論（conclusion）

未治療の歯周病は、早産と低体重児出産の独立したリスク因子である（オッズ比4.70、95％信頼区間1.29－17.13；p=0.018）。歯周病の治療は、早産と低体重児出産の確率を有意に下げる。

本論文の理解を助けるためのワンポイント
Commentary

歯周病が早産のリスク要因ではないかという研究は、これまでにも観察研究がいくつかありました。この論文は歯周病を治療すると、早産の発生頻度が変わるかという介入研究で、論文報告の形式もかなり整ったものとなっています。しかし、この論文の対象患者はチリの低所得者層であり、日本人の私たちの目の前の患者さんとは社会的にも医学的にも背景が違う可能性があります。

試験群と対照群はランダムに割り付けられたと記載されていますが、割付方法はコイントス法であり、質の高いランダム化とはいいがたいところです。さらに、表1の中で両群にばらつきがある項目として婚姻があげられます（試験群ではシングルマザーは30.6％に対して対照群は19.2％です。p＝0.001）。シングルマザーであることが早産や低体重児出産のリスクを下げたかどうかについては議論の余地があるでしょう。このようなランダム化比較試験の場合、試験群と対照群の患者が既知の危険因子などの点からみても背景因子に問題がなく、均等に2群に分かれていることが重要になります。そこで、このような両群の背景因子に関する情報は、結果に影響を与えた因子を点検するうえで要となるわけです。

また、ITT（Intention-to-treat）分析を行っていると記述していますが、そうではない分析もしています（表2）。ITT分析ならば、試験参加者のすべての人の結果を分析しなくてはいけないのですが、実際には対照群の脱落率が6％で、試験群の脱落率は約3倍の18.5％でした。この脱

表1　研究開始時の患者特性（原著では表1）

患者特性	試験群（n=163）	対照群（n=188）	p値
平均年齢	28±4.5	27±4.3	0.04
シングルマザーの割合	30.6	19.2	0.001
出産経歴（回数）	1.2±0.9	1.4±1.1	0.13
患者の割合			
初産	21.47	25	0.43
教育を受けた年数が12年未満の者	33.4	40.8	0.18
早産や低体重児出産の既往	4.3	7.4	0.21
中絶・流産の既往	13.5	13.8	0.92
喫煙	25.7	23.4	0.60
尿路感染	18.4	14.9	0.37
尿路感染に際する抗菌薬の投与	16.6	14.4	0.56
膣炎	25.1	17	0.061
体重不足	12.1	11.9	0.91
正常体重	28.6	23	0.28
体重過多	20.2	24.6	0.39
肥満	39	40.8	0.81

表2　早産と低体重児出産の頻度（原著では表4）

	試験群（n=163)		対照群（n=188)		
	n	％	n	％	p値
ITT分析					
早産	2	1.10	12	6.38	0.017
低体重児出産	1	0.55	7	3.72	0.083
早産＋低体重児出産	3	1.63	19	10.11	0.001
プロトコール分析					
早産	2	1.22	12	6.38	0.001
低体重児出産	1	0.61	7	3.72	0.11
早産＋低体重児出産	3	1.84	19	10.11	0.003

落した人たちの結果は不明です。論文中では、ITT分析と、脱落した人を考慮しない分析（表中ではプロトコール分析となっているところ）の両方を記載しており、示された結果はどちらのものか明記されていません。

さらに、試験群の18％（29人）が歯周治療のための薬剤（メトロニダゾールとアモキシシリン）を服用しており、これが有利な結果を導いた可能性もありそうです。

よって、この論文の結果だけで「歯周病が早産と低体重児出産のリスク因子である」と結論付けるのは難しいかもしれません。

よくわかるEBM用語

■ コイントス法 →用語一覧参照

コイントス法とは、ランダム割付の一方法です。コンピュータで乱数を使う方法が一般的になり、コインを投げて試験群と対照群のどちらかに割り付けるというこの方法は、古い方法で使われなくなってきました。

■ オッズ比 →用語一覧参照

オッズ比とは、「1」を超えると関連があることを示しますが、たいてい「3以上」の場合にリスクファクターと考えます。95％信頼区間は、オッズ比の幅を示し、狭い程妥当性が高くなります。本研究のオッズ比5.99は大きなリスクを示しますが、95％信頼区間1.70－20.6はその幅が大きく、サンプルのばらつきが大きいことを意味します。

抄訳者　星　佳芳・植松　宏*
／東京医科歯科大学大学院 医歯学総合研究科 老化制御学系専攻 口腔老化制御学講座 口腔老化制御学分野・*教授

第3部　構造化抄録

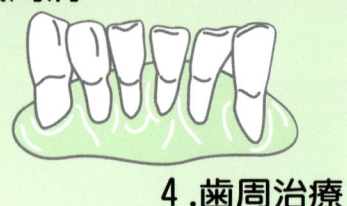

歯周病
4.歯周治療

エムドゲイン®は非外科治療には効果がない

この論文のPECO
- **P：誰に**　5 mm以上のポケットのある歯周病患者に対し
- **E：何をすると**　初期治療として非外科治療を行った場合と
- **C：何と比較して**　初期治療として非外科治療にエムドゲイン®を補助として用いた場合で
- **O：どうなるか**　短期の治療効果に違いは認められなかった

- **●この論文の目的(Object)**　エムドゲイン®を非外科的な治療（スケーリング・ルートプレーニング／SRP）の際に併用した場合の歯周組織の治癒を評価すること
- **●この研究の行われた場所・設定(Setting)**　米国（場所は不明）。来院された患者の中から選択し、スプリットマウスデザインにてランダムに2群に割付比較
- **●この論文の研究デザイン(Design)**　ランダム化比較試験

この論文の概要 Summary

対象患者(patients)
22人の中等度から重度の慢性成人性歯周炎の患者で、次の兆候を示している人。
1) 過去6ヵ月に歯肉縁下スケーリングを受けていない、19歳以上の成人性歯周炎と診断された者
2) 同じ顎で離れた部位に存在し、5 mm以上のポケットを有する似たような解剖学的形態の単根歯を2本選択
3) エックス線写真にて4 mm以上の楔状骨欠損を伴う

治療法(intervention)
非外科治療あるいは非外科治療とエムドゲイン®塗布の併用のどちらかの治療を受けた。

主な治療、効果判定のための転帰(main outcome measures)
目盛り付きの手用プローブを用いて1 mmの単位でポケットの深さ、臨床的付着レベル、歯肉退縮量を測定。端数は切り捨てた。その他、プラーク付着量、プロービング時の出血も治療前と治療後3ヵ月に測定した。

主な結果(main results)
それぞれの治療法において、治療前（表1）と治療後（表2）でポケットの深さ、ならびに臨床的付着レベル

原著論文 Gutierrez MA, Mellonig JT, Cochran DL. Evaluation of enamel matrix derivative as an adjunct to non-surgical periodontal therapy. J Clin Periodontol 2003;30(8):739-745.

の変化に関しては、統計学的に有意な差が認められた（表3）。

しかし非外科治療のみと非外科治療とエムドゲイン®の併用療法との間に統計学的有意な差および臨床的治療効果の差は認められなかった（表2、3）。

結論（conclusion）

この研究の所見からは、非外科的治療の際にエムドゲイン®を併用することを支持する結果を得ることはできなかった。

表1 SRPとエムドゲイン®（SRP+EMD）あるいはSRPのみで治療した部位の開始時の変数（原著では表1）

	試験群 SRP + EMD	対照群 SRP
PD (mm)	6.4 ± 0.3	6.8 ± 0.3
CAL (mm)	6.8 ± 0.4	7.0 ± 0.4
BOP (%)	84	85
PI (%)	70	70

PD：ポケットの深さ　CAL：臨床的付着レベル　BOP：プロービング時の出血　PI：プラーク指数

表2 SRPとエムドゲイン®（SRP+EMD）あるいはSRPのみで治療した部位の3ヵ月後再評価時の変数（原著では表2）

	試験群 SRP + EMD	対照群 SRP
PD (mm)	4.4 ± 0.4	4.5 ± 0.4
CAL (mm)	5.5 ± 0.5	5.2 ± 0.5
BOP (%)	40	30
PI (%)	45	40

PD：ポケットの深さ　CAL：臨床的付着レベル　BOP：プロービング時の出血　PI：プラーク指数

表3 SRPとエムドゲイン®（SRP+EMD）あるいはSRPのみで治療した部位におけるポケットの深さの減少、臨床的付着の獲得、プロービング時の出血の減少とプラーク付着の割合の減少の開始時との比較と、それぞれの値の2つの治療間の違い（原著では表3）

	試験群 SRP + EMD	対照群 SRP	p値 （対照群 対 試験群）
PD (mm)	2.0 ± 0.3 p <0.001	2.3 ± 0.4 p <0.001	0.3 p >0.40
CAL (mm)	1.4 ± 0.3 p <0.001	1.8 ± 0.4 p <0.001	0.5 p >0.25
BOP (%)	44 p <0.005	55 p <0.005	11 p >0.50
PI (%)	25 p =0.125	30 p =0.070	5 p >0.90

略語については表1参照

本論文の理解を助けるためのワンポイント
Commentary

この研究は、歯周組織再生療法に関する比較的新しいトピックで、興味がそそられるものです。これまで、さまざまなタイプの歯周組織再生療法が考えられてきましたが、ことごとく予知性に乏しい治療法ばかりでしたので、エムドゲイン®は現在もっとも期待されている材料の1つとなっています。しかも非外科的に用いることができるようであれば、歯科衛生士の間でも非常に重要な治療法となるでしょう。

この研究は非常によく考えられたデザイン（ランダム化比較試験）で行われており、しかも評価者は目隠しされています。さらに注目すべきは、研究データの複製を拒否し、他の研究に含まれている患者さんや、コントロールされていない全身疾患を持つ患者さん、抗生剤を全身投与されている患者さん、歯髄反応のない歯、急性感染病変を伴う部位が研究の対象から除外されています。すなわち、著者らのできるだけ2つの治療法自体の「差」を見つけようという姿勢がよく現れている研究で、信頼性の高いものといえましょう。

研究の対象となる患者さんが試験群と対照群に無作為に割り付けられ比較する研究（ランダム化比較試験）

では、治療開始前の状態が2群間で差がない状態から2つの異なる治療が行われることが多いので、治療開始前の状態（開始時）を文献の中から読み取ることが重要です。歯周病再生療法に関する研究の多くは、開始時における試験群の歯周病重症度が対照群と比較して高い場合がよくみられます。この研究では、治療開始前の状態は表1に示されているように平均して6〜7mmくらいのポケットが存在し、臨床的付着レベルが7mm程度の部位に治療がなされたことがわかります。すなわち、6〜7mmくらいのポケットで、ほんのわずかの歯肉退縮がみられる部位が、治療対象となったわけです。この研究では試験群（SRP＋エムドゲイン®）と対照群（SRP）でほぼ同じ条件からスタートしていますので、結果を解釈しやすいという利点があります（表1：対照群のポケットが平均で0.4mm深い）。

研究結果は表2に示されていますが、治療後のポケットの深さは2群とも4.5mm程度で、臨床的付着レベルも5〜5.5mm程度であることから、エムドゲイン®を非外科治療に併用した場合も、非外科治療のみの治療効果には統計学的にも臨床的にも有意な差がないという結果となっています。すなわち、残念ながらエムドゲイン®に付加的な効果がないことを示した、WennströmとLindhe（2002）の報告と同様です。表3をよくながめてみると、それぞれの治療法における治療前と治療後の差も書かれています。例えばこの結果ではエムドゲイン®を非外科治療に併用した場合も非外科治療のみの場合も、治療後は治療前と比較すれば、ポケットの深さは臨床的に2mm程度減少し、統計学的に有意な効果があった（p<0.05）ことが示されています。しかし2つの治療方法を比較した場合では臨床的には0.3mmの違いで、統計学的には有意な差は認められていません（p>0.05）。文献を解釈する場合には臨床的な見方と統計学的な判断の両方に注目するとよいでしょう。そして何と何を比較しているのかをはっきりと読み取ることが大切です。

さて、批判的にこの研究をみてみると、ほとんどの歯周病関連の研究同様に、患者数が22名と少ないこと、ランダム化の方法がコインであること、2人の脱落がでているが分析からは除外されていることに気が付きます。

エムドゲイン®は、その内容物として何を含んでいるのかが、あまり明らかにされていません。そのため、実際にどのような機序で歯周組織に作用するのかがはっきりとわかっているわけでもありません。しかも臨床において明らかに十分な効果が示された比較試験はほとんどありません。少なくとも、歯科臨床における1つの夢として歯周組織の再生を高い予知性をもって導いてくれる材料が将来出現することを期待したいと思います。

抄訳者　宮下裕志／宮下歯科（東京都港区）

歯周病　5.歯周治療

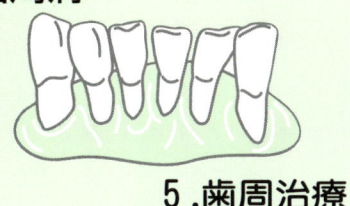

通常の歯周治療には、抗生剤の使用は効果がない

この論文のPECO
- **P：誰に**　中等度から重度な兆候を示している歯周病患者に対し
- **E：何をすると**　非外科治療の際に補助的に抗生剤の全身投与を行った場合と／非外科治療の際に補助的に抗生剤の局所投与を行った場合と
- **C：何と比較して**　非外科治療のみを行った場合で
- **O：どうなるか**　治療効果に違いが認められなかった

- ●**この論文の目的(Object)**　中等度から重度の歯周病患者に非外科治療を行う際に、補助的に抗生剤を用いる場合、あるいは用いない場合で、臨床的および細菌学的効果を比較すること
- ●**この研究の行われた場所・設定(Setting)**　英国・ロンドンのGuy病院の歯周病学教室に開業医から依頼された成人性歯周炎患者の中から選択し、ランダムに3群に割付比較
- ●**この論文の研究デザイン(Design)**　ランダム化比較試験

この論文の概要 Summary

対象患者(patients)
90人の中等度あるいは重度歯周病患者で次の条件を満たしている人
1) 全身疾患がないこと
2) 過去6ヵ月に抗生剤や歯周病の治療を受けていないこと
3) 臨床的付着の喪失が最低2mm、骨の喪失が最低4mm見られ、ポケットが5mm以上ある歯が存在している人

治療法(intervention)
口腔衛生指導と局所麻酔下で非外科治療を受けた後、さらにグループ毎に以下の治療が行われた。
1) 対照群：さらなる治療は何も行わない
2) 全身的抗生剤投与群：200mgのメトロニダゾールを1日3回1週間投与
3) 局所的抗生剤投与群：25%メトロニダゾールジェルを4mmより深いすべての歯肉縁下ポケットに投与

すべての群で1週間後、4週間後に行った。

主な治療、効果判定のための転帰(main outcome measures)
フロリダプローブ*を用いて6点法、0.2mmの単位でポケットの深さ、

*フロリダプローブ：約15gの力で自動測定ができるポケットプローブ

原著論文 Palmer RM, Matthews JP, Wilson RF. Adjunctive systemic and locally delivered metronidazole in the treatment of periodontitis: a controlled clinical study. Br Dent J 1998;184(11):548-552.

臨床的付着レベルを測定。プロービング時の出血、プラーク付着、プラークサンプル、ペーパーポイントサンプル採取。

治療前、治療8週後、24週後に評価した。

主な結果(main results)

3群ともポケットの深さが1.6mm程度の減少、0.5mmの付着の獲得があり（図1、表1）、どの時点でも統計学的に有意な差が認められなかった。なお、プラークの付着量、出血、細菌の形態的違いに関しても同様に統計学的な差は認められなかった。

結論(conclusion)

歯周病患者に対し、非外科的治療を行う際に補助的なメトロニダゾールの全身投与あるいは局所投与を日常的に用いるということは、推奨しない。

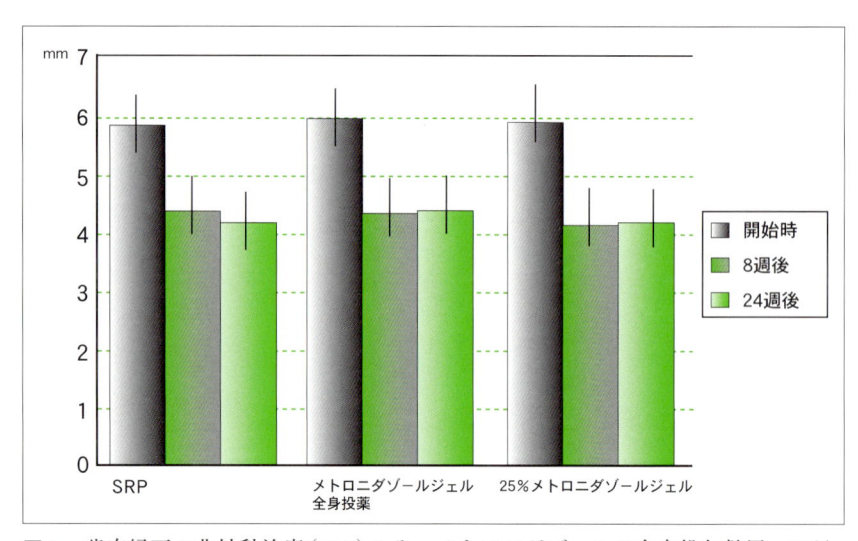

図1　歯肉縁下の非外科治療（SRP）のみ、メトロニダゾールの全身投与併用、25%のメトロニダゾールジェルによる治療の際の開始時、治療後8週、治療後24週におけるポケットの深さの平均（標準偏差）。（原著では図2）

表1　3つの治療群における開始時から8週後および24週後の付着の獲得。平均をmmで表現（標準偏差）（原著では表4）

	SRP	補助的メトロニダゾール全身投与	補助的メトロニダゾールジェル
8週後の付着レベルの変化	0.36 (0.35)	0.59 (0.51)	0.39 (0.52)
24週後の付着レベルの変化	0.51 (0.43)	0.67 (0.67)	0.47 (0.65)

本論文の理解を助けるためのワンポイント
Commentary

歯周病の治療において、補助的に使用される抗生剤の効果がどの程度か、という疑問に答えてくれる研究です。今までに出版された研究には、抗生剤を用いた歯周治療効果をみたものは多いのですが、残念ながら対照群として非外科治療のみを含んだよい研究デザインのものはあまりありません。言い換えれば、「非外科治療と抗生剤を併用した場合に効果があった」という内容の研究はありますが、「非外科治療のみ」でも「非外科治療と抗生剤を併用した場合」と同程度の効果があるのかどうかが比較されていなかったのです。

その点この研究では、「非外科治療のみ」対「非外科治療と抗生剤の全身投与」対「非外科治療と抗生剤の局所投与」が比較されていますので、抗生剤を併用した場合の効果の違いを知ることができます。効果を見てみますと、治療後3群ともポケットの深さは1.6mm程度の減少（図1）、付着の獲得は0.5mm程度（表1）と抗生剤の補助的使用による臨床効果に統計学的、臨床的な差があるとはいえない結果となっています。

この結果が信頼できるかどうかですが、それは研究のデザインがよいかどうかを読み取る必要がありま

歯周病　5.歯周治療

す。実はこの研究は偏った結果（バイアス）とならないよう配慮がなされている優れた（層別化された3群のランダム化比較の）デザインとなっています。また、脱落率が比較的低いことも注目できます。それぞれの患者さんの個体差や、盲検化に関してはデザイン上限界があるため仕方ありません。

さて、抗生剤を非外科的な歯周病治療に併用するかどうかは、臨床研究の結果のみから臨床判断を行うのではなく、生物学的なメカニズムも知ったうえで利用する必要があります。抗生剤の使用には全身投与と局所投与がありますが、共に利点・欠点があります。全身投与の場合ではすべてのポケットの歯肉溝に抗生剤が滲出してくる可能性がありますが、必要な濃度が十分長期的に維持できません。逆に局所投与の場合では高濃度で投与できますが、滲出液が出てくることで長時間その濃度も維持できないことが示されています。通常用いられている抗生剤はそれぞれ抗菌スペクトルムが異なりますし、その多くは細菌における代謝活動性が高い場合に効果があります。したがって、代謝が高くない慢性歯周炎の状態では効果が低く、急性症状が起こっている状態では効果が高いと考えられます。抗生剤使用の判断には、このような基礎的な知識を持っておくことも必要です。

抄訳者　宮下裕志／宮下歯科(東京都港区)

第3部 構造化抄録

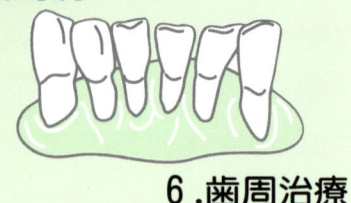

歯周病
6.歯周治療

重度な歯周病患者には、非外科治療だけではコントロールできない

この論文のPECO
- P：誰に　重度な兆候を示している歯周病患者に対し
- E：何をすると　初期治療として非外科治療を行い徹底的なメインテナンスを行った場合と
- C：何と比較して　初期治療として外科治療を行い徹底的なメインテナンスを行った場合で
- O：どうなるか　短期および長期の治療効果に違いが認められた

- **この論文の目的(Object)** 重度歯周病患者における非外科および外科的治療の初期治療効果を比較すること、またそれらの治療を受けた患者においてメインテナンス中における歯周病の再発率を調べること
- **この研究の行われた場所・設定(Setting)** スウェーデン・ヘルシンボリの歯周病学教室に1979年から1985年までに依頼された患者の中から選択し、ランダムに2群に割付比較
- **この論文の研究デザイン(Design)** ランダム化比較試験

この論文の概要 Summary

対象患者(patients)
64人の重度歯周病患者で、以下の兆候を示している人。
1) 全体的に歯肉炎が見られる
2) ポケットが6mm以上ある歯が大臼歯部以外に12本以上あり、エックス線写真上で6mm以上の骨欠損が見られる

治療法(intervention)
対象患者は2群にランダムに割り付けられ、非外科治療あるいは外科治療のどちらかの初期治療を受けた後、1年に3〜4回の徹底的なメインテナンス治療を受けた。

主な治療、効果判定のための転帰(main outcome measures)
1) 直径0.5mmの手用プローブを用いて、1mmの単位でポケットの深さ、臨床的付着レベルの測定
2) 残存歯数

なお、いずれも大臼歯は検査から除外した。治療前、治療を受けた後1年、3年、5年、13年後に測定した。

主な結果(main results)
外科治療が非外科的なスケーリング・ルートプレーニング（SRP）よりも平均的なポケットの深さを減少させるのに効果的であった。外科治療を受けた患者よりも非外科治療を受

原著論文 Serino G, Rosling B, Ramberg P, Socransky SS, Lindhe J. Initial outcome and long-term effect of surgical and non-surgical treatment of advanced periodontal disease. J Clin Periodontol 2001;28(10):910-916.

けた患者は1〜3年の期間で歯周病が進行する兆候を示す傾向にあった。13年後の残存歯数も外科治療を行った群が平均的に多い結果である。

結論(conclusion)

重度に歯周病が進行している患者においては、外科的な治療を行う方が短期および長期の歯周ポケットの減少を達成しやすく、さらなる補助的な治療法を追加することが少ないであろう。

本論文の理解を助けるためのワンポイント Commentary

文献のタイトルにもあるように、歯周病の非外科治療と外科治療はどちらがその予後を考えた場合によいのか？の疑問に答えてくれるランダム化比較試験です。歯周病の研究にしては比較的多くの対象者を含めたもので、64人を無作為に歯周病の非外科治療と外科治療に分けて、その予後をみています。

通常このような比較研究では、開始時における2群の対象者の特徴が示されています（表1）。これにより、初期の状態として評価した因子（年齢、歯の数、プラーク付着率、プロービング時の出血、ポケットの深さ、エックス線写真による骨喪失量）が、SRPを行った非外科群と外科群に大きな違いがないことがわかります。表1から、どのような患者さんが治療されたか想像してみると、小臼歯までの歯列の中で数本すでに抜歯されている成人の患者さんで、その残存歯におけるポケットの深さが平均4mm程度あり、6割から7割程度のポケットからプロービング時に出血を伴い、エックス線写真的にも歯槽骨の吸収がかなり見られるような症例です。ここで、自分自身の臨床で遭遇する患者さんとイメージを重ねることが大切です。そのような患者さんに非外科のみで治療を行った場合と、外科を行った場合の予後の比較をしています。

表1 開始時の2つの治療群の特徴、平均（標準偏差）（原著では表1）

	SRP群	外科群
対象者		
人数	32	32
年齢	43.8 (8.9)	45.6 (7.3)
男性の割合	48%	57%
歯数（大臼歯以外）	17.6 (2.5)	18.7 (1.9)
プラーク付着率	35 (33)	36 (31)
出血指数（%）	67 (32)	57 (35)
ポケットの深さ（mm）	4.2 (1.0)	4.2 (0.8)
エックス線骨レベル	7.4 (1.5)	7.3 (0.9)

表2 2群の異なる検査時期における歯の数、平均（標準偏差）（原著では表2）

	SRP群	外科群
開始時	17.6 (2.5)	18.7 (1.9)
1年目	17.5 (2.6)	18.2 (2.5)
3年目	17.4 (2.8)	18.1 (2.2)
5年目	16.6 (2.7)	17.7 (2.5)
13年目	15.9 (2.9)	17.6 (2.5)

研究の結果を残存歯数で評価すれば、表2のようになります。ただし大臼歯は含まれていませんので、最大20歯です。開始時に平均で2群とも18歯程度の歯が存在していましたが、13年のメインテナンスの間に喪失した歯の数は、SRPを行った群では1.7本で1.1本の外科群より多くの歯を失っています。患者さんが認識できる「歯の喪失」という、かなりあまい基準であっても、歯周病の程度が中等度から重症の患者さんを非外科治療のみで終了しメインテナンスに移行してしまうと、将来抜歯となる歯が多いことが示されています。基準をもう少し厳しくして、ポケットの深さやプロービング時の出血を見てみると、非外科治療グループの13％の部位では6mm以上の部位が残存し、外科治療の効果と比較して有意に悪く（次ページ図1）、メインテナンス期間中13年を通して外科群が非外科群と比較して、より安定しています。

さて、この研究をもう少し批判的に読んでみると、さらに大きな違いが2つの治療間にあることがわかります。それはこの研究のデータが信頼できるか？ということにもつながるのですが、1つは治療された患者さんすべての人が分析されているか

第3部　構造化抄録

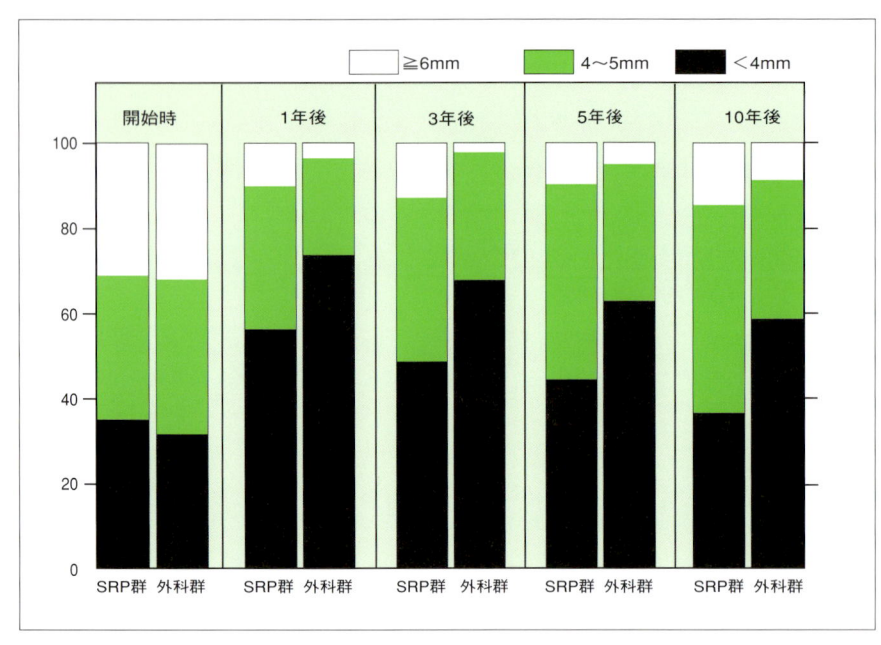

図1　SRP群と外科群における大臼歯以外の歯におけるポケットの深さをカテゴリー別に分類した場合（3mm以下、4〜5mm、6mm以上）の割合。開始時には2群間に有意な差は認められない。1年後の検査ではSRP群では浅い（3mm以下の）ポケットの割合が少なく、中等度（4〜5mm）あるいは深い（6mm以上の）ポケットの割合が外科群と比較して多い。この有意な差は追跡期間を通して見られる（原著では図1）。

ということです。実は3年までのメインテナンスの時期に外科群では14％、非外科群では29％の対象者の複数の部位に歯周病の再発（付着の喪失が2mm以上の部位が4歯以上）が発生しており、それらの患者さんにはさらなる治療が必要となったため、分析から除外として処理されています。

患者さんにとって徹底的なメインテナンスを13年間受け、その間さらなる治療が必要とされ、また平均1〜2歯を喪失することはどういう意味があるのでしょう。おそらくその受け止め方は患者さん個人個人異なるでしょう。このような研究を読み、それを臨床に活かす際には、対象者の違い（歯周病の程度）、対象歯の違い（単根歯、大臼歯を含むかどうか）、データの処理の違いなどを知り、注意深く解釈するだけでなく、自分の目の前の患者さんに合わせて、臨床に応用しなければならないと思います。

抄訳者　宮下裕志／宮下歯科（東京都港区）

歯周病 7.歯周病のリスク因子

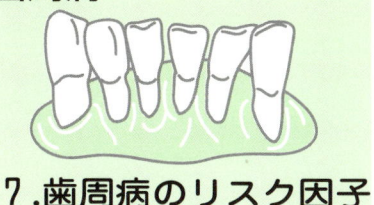

飲酒は歯周病のリスク因子かもしれない

この論文のPECO
- P：誰に　HPFSに参加している40～75歳の歯周病のない医療専門職の男性のうち
- E：何をすると　飲酒の習慣がある人は
- C：何と比較して　飲酒の習慣がない人と比べて
- O：どうなるか　歯周病の罹患率がわずかに高い

この論文の目的(Object) Health Professional Follow-up Study(HPFS)に参加している40～75歳の歯周病のない医療専門職の男性において、アルコール摂取量と歯周病の関連を調べること

この研究の行われた場所・設定(Setting) 米国で行われているHPFS

この論文の研究デザイン(Design) コホート研究

この論文の概要 Summary

調査対象者(informant)

1986年の時点でHPFSに参加している39,461人の男性。内訳は歯科医(58％)、獣医(20％)、薬剤師(8％)、検眼医(7％)、整骨師(4％)、足治療師(3％)。すでに死亡していたり、歯周病にかかっている者、心筋梗塞や脳卒中がある者、食事に関する情報が不明確な者は除外している。

治療法(intervention)

アルコール消費量については、1986年、1990年、1994年に食物摂取頻度に関する質問紙調査を行い、過去のビールやワイン、リカーの摂取量と頻度を調べた。

主な治療、効果判定のための転帰(main outcome measures)

歯周病の罹患状況。歯周病の罹患は、1986年から1998年まで2年毎に「骨の喪失を伴う歯周病であると専門的に診断されたことがあるか」をたずねて評価された。

主な結果(main results)

406,160人年（1人年とは1人の人が1年間フォローアップされたことを示す単位）のフォローアップ中に、2,125人が歯周病になったと報告され

---

*BMI：Body Mass Index、ボディ・マス・インデックス：BMI＝体重(kg)÷身長(m)^{2}で計算される肥満度の指標。日本では「22」くらいが適正とされている。「25」を越えると高脂血症や高血圧などの生活習慣病になる確率は2倍以上になり、「30」を超えると肥満症とされる

原著論文 Pitiphat W, Merchant AT, Rimm EB, Joshipura KJ. Alcohol consumption increases periodontitis risk. J Dent Res 2003;82(7):509-513.

第3部　構造化抄録

た。歯周病の罹患率は統計的に調整をしない場合、飲酒しない人で4.3／1,000人年、飲酒する人で5.2〜6.9／1,000人年だった。2年間隔の多変量ロジスティック回帰分析を行い、年齢、喫煙、糖尿病、BMI*、身体活動、総エネルギーで調整した結果では、相対リスク（この研究では飲酒しない者の歯周病へのリスクを1としたとき、飲酒習慣のある者が歯周病になる比率）はアルコール摂取量が0.1〜4.9g／日では1.24（95％信頼区間1.09−1.42）、30g／日以上では1.27（1.08−1.49）だった。

結論（conclusion）

アルコール摂取は歯周病のリスク因子と考えられた。

本論文の理解を助けるためのワンポイント Commentary

飲酒習慣は歯周病のリスク因子であるとの結論ですが、飲酒しない人と比べた飲酒の相対リスクはそれほど高いわけではなく、アルコール摂取量の増加によっても歯周病の罹患は増えていないと思われます。表1によれば、歯周病のなりやすさを飲酒しない人と比べた相対リスクはわずかに高い程度でした。相対リスクは年齢、喫煙、糖尿病、BMI、身体活動、総エネルギーの各因子で調整されていますが、調整されている以外の生活習慣などの因子が交絡している可能性も考えられます。このように、相対リスクについては歯周病のリスクのモデルを作って、いくつかの要因の調整が行われています。しかし、相対リスクが高くないので、モデルの作り方次第では飲酒しない人とのリスクが逆転することも考えられます。つまり、飲酒による歯周病のリスクはそれほど微妙なものなのです。

表1　アルコール摂取レベルによる歯周病の相対リスク（原著では表2）

	アルコール摂取量（g／日）					
	0	0.1−4.9	5−14.9	15−29.9	≥30	p
中間摂取量（g／日）	0.0	2.1	9.3	19.6	39.7	
人数	373	573	591	306	282	
人年	85,814	109,368	113,361	57,006	40,611	
相対リスク	1.0	1.24	1.18	1.18	1.27	
95％信頼区間		1.09−1.42	1.04−1.35	1.01−1.38	1.08−1.49	0.09

研究対象者は、HPFSに参加している40〜75歳の歯周病のない医療専門職の男性となっています。この年齢まで歯周病になっていないのですから、ある程度歯周病に罹患しにくい男性の集団であることが予想されます。そのため、もう少し若い年齢を対象に研究を行っていたならば、結果は異なっていたかもしれません。また、医療専門職なので、健康に対する意識が高い集団であることも考えられます。本論文の研究結果を患者さんに対して適用するときには、このような背景も考慮すべきです。

また飲酒量、歯周病の診断ともに質問紙調査による自己申告に基づいていて、過去の質問紙調査法の妥当性評価が示されているものの、診断基準の厳密さには欠ける可能性が考えられます。

結局、このような50代までに歯周病になっていない集団では、飲酒習慣や飲酒量の違いによって歯周病の発病に大きな変化はなかったわけですから、歯周病の発病という危険性を回避するために、毎日の楽しみである飲酒習慣をやめることは、その人個人にとってどの程度意味があることなのでしょうか。

抄訳者　大山　篤／東京医科歯科大学　医歯学教育システム研究センター
　　　　島田達雄／鶴見大学歯学部　歯科矯正学講座

歯槽骨吸収と歯の喪失のリスク因子は何か？

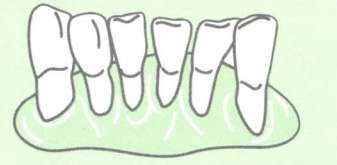

歯周病 8.歯周病のリスク因子

この論文のPECO
- P：誰に　一般地域住民に
- E：何をすると　歯周病がある場合と
- C：何と比較して　ない場合とを比べて
- O：どうなるか　20年後の歯の喪失は予測できなかった

- ●この論文の目的(Object)　長期的な歯槽骨吸収と歯の喪失の予測因子・リスク因子の影響を調べること
- ●この研究の行われた場所・設定(Setting)　スウェーデン・ストックホルムの地域住民を対象とした20年間の追跡
- ●この論文の研究デザイン(Design)　コホート研究

この論文の概要 Summary

対象患者(patients)
1970年にストックホルムの地域住民を18～65歳の年齢階層別に分け、1,104名を調査した。1990年には513名を再調査した。参加時の年齢と人数は、30歳以下が236名、31～40歳が104名、41～50歳が103名、51～65歳が70名であった。

治療法(intervention)
介入は行っていない観察研究。口腔診査とエックス線写真診査、面接調査を1970年と1990年の2回行った。診査項目は、残存歯数、補綴物とう蝕、エックス線写真による歯槽骨吸収量、歯周組織の状態（70年：Russellの歯周疾患指数/PI、90年：GBI）、プラークの付着（OHI-S）といった臨床診査と、面接調査による口腔衛生習慣（特に1日のブラッシング回数）、歯科治療の頻度（過去2年間の受診回数）、喫煙習慣の有無、年齢、就学期間の聞き取りを行った。

主な治療、効果判定のための転帰(main outcome measures)
1970年から1990年の間の辺縁歯槽骨の吸収量と喪失歯数で評価した。

主な結果(main results)
重回帰分析では、PI（開始時）と喫煙習慣のみが、経時的な歯槽骨吸収に関して有意な変数であった（PI：$p<0.001$、$\beta=1.01$、喫煙：$p<0.001$、$\beta=3.76$、モデル$R^2=0.12$）。同様に、歯の喪失に関しては、開始時での歯槽

原著論文 Jansson L, Lavstedt S, Zimmerman M. Prediction of marginal bone loss and tooth loss-a prospective study over 20 years. *J Clin Periodontol* 2002;29(8):672-678.

第3部 構造化抄録

表1 1990年に歯を有する人の、歯槽骨吸収を目的変数とした際のステップワイズ重回帰分析の結果（原著では表4）

独立変数	回帰係数	標準誤差	p
1970年のRussellのPI	1.01	0.224	<0.001
1970年と1980年の喫煙習慣	3.76	0.765	<0.001
定数	7.07	0.574	<0.001

（抄訳者注）歯槽骨吸収量は開始時のRussellのPIが1ポイント上がるごとに1.01ポイント上昇し、喫煙者は歯槽骨吸収量が3.76ポイント上がることを意味しています。

表2 1990年に歯を有する人の、1970年から1990年までの間に喪失した歯数を目的変数とした際のステップワイズ重回帰分析の結果（原著では表5）

独立変数	回帰係数	標準誤差	p
1970年の血縁歯槽骨の指数	0.255	0.031	<0.001
1970年のRussellのPI	0.679	0.124	<0.001
1970年の年齢	−0.039	0.017	0.021
1970年のプラーク指数	0.582	0.277	0.036
1970年の喪失指数	−0.094	0.032	0.003
就学年限	−0.127	0.052	0.014
定数	0.182	0.916	0.843

（抄訳者注）1970年の時点でのRussellのPIが1ポイント上がるごとに喪失歯は0.679本増え、同様に、プラーク指数が1ポイント上がるごとに喪失歯は0.582本増えます。反対に、就学年限が1年長いと喪失歯数が0.127本減っていることがわかります。

骨吸収量（$p<0.001$、$\beta=0.255$）、開始時でのPI（$p<0.001$、$\beta=0.679$）、開始時でのプラーク指数（$p<0.036$、$\beta=0.582$）が正のリスク因子として認められ、また年齢（$p<0.021$、$\beta=-0.039$）、開始時での喪失歯数（$p<0.003$、$\beta=-0.094$）、就学期間（$p<0.014$、$\beta=-0.127$）が負のリスク因子として認められ、モデルの決定係数は$R^2=0.38$であった（表1、2）。

結論(conclusion)

このコホート研究は、開始時のRussellのPIが経年的な歯槽骨吸収と歯の喪失の両者のリスク因子であることを示した。しかし、PIに加えて他の疫学指標を用いても、歯槽骨吸収や歯の喪失を十分に説明することはできなかった。

本論文の理解を助けるためのワンポイント Commentary

歯槽骨吸収量（%）= 1.01 × （PI）+ 3.76 × （喫煙）+ 7.07
($R^2=0.12$)

喪失歯数 = 0.255 × （歯槽骨吸収量）+ 0.679 × （PI）+ 0.582 × （プラーク）− 0.039 × （年齢）− 0.094 × （既喪失歯数）− 0.127 × （就学期間）+ 0.182
($R^2=0.38$)

図1 原著者らが示した、歯槽骨吸収量と喪失歯数に関する予測式。

歯槽骨吸収と歯の喪失のリスクを説明するために、さまざまな疫学指標や観測値を用いた重回帰分析を試みています。調査したさまざまな口腔衛生関連のパラメータのうち、ある程度歯槽骨吸収と歯の喪失との相関が強いものと、年齢や性別のような基礎的な変数を用いて、将来の歯槽骨吸収と歯の喪失を推定しています。取っつきにくいかもしれませんが、数式で表すと図1とするのが妥当であろうと結論しています。

ここでは、歯槽骨吸収量は開始時のRussellのPIが1ポイント上がるごとに1.01ポイント上昇し、喫煙者は歯槽骨吸収量が3.76ポイント上がることを意味しています（表1）。しかし、この変数の組み合わせでは歯槽骨吸収の経年変化をわずか12%しか説明しておらず、今回調べていない他の重要なリスク因子があるのかも

しれません。

これに対して、喪失歯数の予測は決定係数38％と、比較的あてはまりがよくなっています。喪失歯数の予測因子として重要な変数は、開始時の歯槽骨吸収とRussellのPIです。また、プラーク指数が大きいほど喪失歯数が増加し、反対に修学年限が長いほど喪失歯数が減っていることがわかります（表2）。

20年という長い期間で考えると、歯の喪失を防ぐためには、歯肉の炎症を除去したり、プラーク除去を徹底することが、患者自身や歯科医療従事者がコントロールできる要素だといえそうです。また、教育を通じた口腔の健康への意識も、将来の歯の喪失を防ぐために重要なものかもしれません。

よくわかるEBM用語

■ 重回帰分析 →用語一覧参照

重回帰分析とは、複数の変数（説明変数）である変数（目的変数）を予測する方法です。例えば、たばこを吸う本数が多いほど（説明変数）歯周病の重症度が進行している（目的変数）と予測する方法が単回帰分析で、たばこの本数と年齢という複数の説明変数で歯周病の重症度を予測する方法が重回帰分析になります。これにより、同じ年齢ならばたばこの本数がどの程度歯周病の進行に影響を及ぼしているかという、年齢で調整したたばこのリスクが求められるようになります。

■ β（回帰係数）

重重回帰分析に用いたそれぞれの目的変数が、説明変数にどのくらい大きな変化を与えるかを示す値です。例えば、たばこの本数が増えるほど歯周病の重症度がどのくらい増えると予測されるかという増分を示します。この値がマイナスの場合には、その変数が増えるほど説明変数は減少することになります。

■ R²（決定係数）

重回帰分析に用いた目的変数によってどの程度説明できるかを示す、当てはまりの良さを示します。例えば決定係数が0.50ならば、用いた説明変数で目的変数の変動の68％を説明できていることを示しています。

抄訳者 内藤 徹／九州歯科大学 歯科保存学 第2講座

第3部　構造化抄録

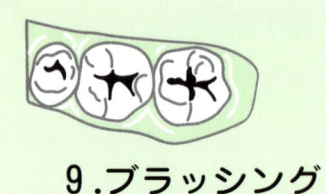

う蝕
9.ブラッシング

ハイリスクの子どもに、管理下のブラッシングは有効か？

この論文のPECO
- P：誰に　スコットランドTaysideの小学校に通う、平均年齢5.3歳の児童
- E：何をすると　フッ化物含有歯磨剤(1,000ppmF)を使用し管理下でのブラッシングを行った場合
- C：何と比較して　従来のブラッシングを続けている場合と比較して
- O：どうなるか　2年後にう蝕の減少は32～56％であった

●**この論文の目的(Object)**　う蝕ハイリスクの子どもに、フッ化物配合歯磨剤を用いたブラッシングを管理下で行うと、そうでない場合と比べう蝕が減少するかどうかを調べた

●**この研究の行われた場所・設定(Setting)**　英国・スコットランドのTayside(貧困地域)にある12の小学校

●**この論文の研究デザイン(Design)**　ランダム化比較試験(ランダム化はクラス単位で行われている)

この論文の概要
Summary

対象患者(patients)
Taysideの小学校に通学している5歳児595人。

治療法(intervention)
同一小学校内で1クラスの試験群と1クラスの対照群に分けた。試験群では登校日に昼食後1,000ppmFフッ化物配合歯磨剤を使用し監督下でブラッシングを2年間行った。ブラッシングは歯ブラシと歯磨剤が歯に接触し、フッ化物配合歯磨剤が歯列全体に行き渡るように行われた。また家庭で使用する歯ブラシとフッ化物配合歯磨剤が支給され、この歯磨剤を規則的に使用することが奨励された。対照群は従来どおりのブラッシングを行っている。

主な治療、効果判定のための転帰(main outcome measures)
2年後の第一大臼歯のう蝕増加。

主な結果(main results)
595人募集されたうち試験開始時は534人(試験群279名、対照群255名)に、試験終了時は461名(試験群239人、対照群222人)となり、試験開始からの脱落率は14％である。

2年間に発症した第一大臼歯のう蝕がD_1(エナメル質および象牙質の目に見えるすべてのう窩ならびにう窩を形成していない病変)の場合、臨床検査とFOTI(Fibro-optic trans illumination 光ファイバー／イルミーターを使用した透過光診断法)で検査したとき、対照群に比べ試験群は32％少なかった。D_3(象牙質の目に見えるすべてのう窩ならびにう窩を形成していな

原著論文 Curnow MM, Pine CM, Burnside G, Nicholson JA, Chesters RK, Huntington E. A randomised controlled trial of the efficacy of supervised toothbrushing in high-caries-risk children Caries Res 2002;36(4):294-300.

い病変)の場合は56%少なかった。

結論(conclusion)

フッ化物配合歯磨剤を登校日に管理下で行うブラッシング時に使用し、さらに家庭でも同じ歯磨剤を規則的に使用することが奨励された場合、2年間でハイリスクグループの子どもの第一大臼歯のう蝕は有意に減少した。

本論文の理解を助けるためのワンポイント Commentary

2年間に発症した第一大臼歯のう蝕がD_1の場合、臨床検査(口腔内検査)とFOTIで検査したとき、対照群に比べ試験群は32%少なく、また、D_3の場合は56%少なかったということですが、歯面のNNTについて見ると、D_1では2.6歯面に監督下でフッ化物配合歯磨剤を使用すると1歯面う蝕が減少し(すなわちNNTは、1÷(1.194－0.808)＝2.6)、D_3では3.7歯面に監督下でフッ化物配合歯磨剤を使用すると1歯面う蝕が減少(すなわちNNTは、1÷(0.477－0.205)＝3.7)することを示しています(これは1歯面のう蝕を減らすために必要なフッ化物歯磨剤を使用する歯面数を表しています。この歯面数が少ないほど効果が高いと考えられます)。したがってフッ化物配合歯磨剤を用いた管理下でのブラッシングの効果は高いことが示唆されています。しかし対照群は従来どおりのブラッシングを行っているとの記載のみなので、フッ化物配合歯磨剤が使用されているかどうかわからず、管理下で行われたブラッシングの効果なのか、フッ化物の効果

表1 24ヵ月後の第一大臼歯う蝕の増加:平均値と度数分布(原著では表2)

			歯面数							p値
	n	平均値	0	1	2	3	4	5	6+	
臨床検査でのD_1FS										
対照群	222	1.104	142	26	13	15	10	5	11	
試験群	239	0.669	170	27	16	13	7	4	2	0.006
臨床検査でのD_3FS										
対照群	222	0.455	187	12	6	10	3	1	3	
試験群	239	0.192	212	12	12	2	1			0.008
臨床検査での+FOTI D_1FS										
対照群	222	1.194	138	28	11	15	12	6	12	
試験群	239	0.808	160	30	16	15	9	6	3	0.023
臨床検査での+FOTI D_3FS										
対照群	222	0.477	185	13	6	10	4	1	3	
試験群	239	0.205	211	12	12	3	1			0.007

なのかが不明です。

表1のように、D_1病変を臨床診査とFOTIで検査したとき、開始時の診査時に萌出していた未成熟な第一大臼歯で層別化(グループ化)すると、試験群と対照群に有意差は認められませんでした。乳臼歯にも差が見られませんでした。ハイリスク患者の場合、リスクがある中で萌出した歯はう蝕予防が難しいことがわかります。したがって歯の萌出以前に今回のように予防プログラムの一環としてフッ化物配合歯磨剤を使用したブラッシングが効果的であると思われます。しかしブラッシングを行うに当たり、効果があるのはフッ化物配合歯磨剤を使用することなのか、フッ化物の使用方法であるのか、それとも監督下で行うような適切なブラッシングなのか知りたいところです。

抄訳者 景山正登／景山歯科医院(東京都中野区)

第3部　構造化抄録

う蝕
10.ブラッシング

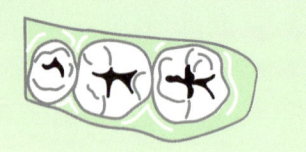

マルチブラケット装置による矯正治療中のプラーク除去と歯肉炎予防には、手用歯ブラシより電動歯ブラシが有効である

この論文のPECO
- **P：誰に**　（過去6ヵ月以内に上下各12歯以上にマルチブラケット装置を装着して矯正治療中の）平均年齢13.53歳（9.80～17.88歳）の患者80名（男性27名、女性53名）に
- **E：何をすると**　電動歯ブラシを使用させたら
- **C：何と比較して**　手用歯ブラシの使用と比較して
- **O：どうなるか**　プラークの付着や歯肉溝からの出血が少なかった

- **●この論文の目的（Object）** マルチブラケット装置の矯正患者で、一般的な手用歯ブラシに対する新開発の振動／回転型電動歯ブラシの、プラーク集積と歯肉炎の減少に対する効果を証明する
- **●この研究の行われた場所・設定（Setting）** ドイツ、Jenaの複数の矯正歯科医院。アウトカム評価の場所の記載はない
- **●この論文の研究デザイン（Design）** ランダム化比較試験、クロスオーバー試験

この論文の概要 Summary

対象患者（patients）
12～18歳、過去6ヵ月以内に矯正治療を開始し上下顎各々最低12歯にブラケット（あるいはバンド）装着された者。抗菌剤クロルヘキシジン（CHX）洗口は研究前の4週間と研究期間は不使用。全身疾患特記事項なし、う蝕病変なし、充填部位なし、電動歯ブラシ使用経験なし。

治療法（intervention）
試験群：Dentacontrol Duo MH-700電動歯ブラシ、ヘッドはRotaclipとInterdenta-clipの2個つき（Rowenta-Werke GmbH, Offenbach, ドイツ）にて、Interdenta-clipで隣接面を1分、その後Rotaclipで咬合面、歯頸部を2分磨くよう指示された。ヘッドは回転60度の範囲内を1分間に2,500回の回転振動型。

対照群：手用矯正用歯ブラシOrtho P35（Oral-B Laboratories GmbH, Frankfurt/Main, ドイツ）で3分間磨くよう指示された。

試験群、対照群ともに口頭および文書にて歯ブラシ法と、朝食後、就寝前の1日2回のブラッシングを指導し、適切なブラシヘッドなど、および指定の歯磨剤（標準的なもの）を供与した。

原著論文 *Borutta A, Pala E, Fischer T. Effectiveness of a powered toothbrush compared with a manual toothbrush for orthodontic patients with fixed appliances. J Clin Dent 2002;13(4):131-137.*

主な治療、効果判定のための転機(main outcome mesures)

検査評価は午後の遅い時間に統一し、盲検化*された1人の評価者が行った。

主なアウトカム評価項目はQHI、SBIの2つ。

1) Plaque Index Score：Quigley-Hein（QHI）：QHIはプラーク付着度を見るもので、0～5の6段階。

 0：プラークなし
 1：歯頸部に点状プラーク付着
 2：歯頸部に幅1mm以下の帯状プラーク付着
 3：歯頸部に幅1mm以上のプラーク付着、しかし歯冠1/3以下
 4：歯冠1/3以上2/3以下にプラーク付着
 5：歯冠2/3以上にプラーク付着

2) Sulcus Bleeding Index（SBI）：Muhlemannらの方法：SBIは歯肉炎の程度を見るもので、0～5の6段階。

 0：プロービング時出血なし
 1：プロービング時点状出血
 2：プロービング時出血、炎症様色調変化、視覚的に明らかな炎症は観察されず
 3：プロービング時出血、炎症、歯肉の軽度浮腫
 4：プロービング時出血、炎症、歯肉腫脹著明
 5：常時出血、強い腫脹、歯肉の色調変化著明

実験期間は9週間で、第1クール2週間後、4週間後、（ウォッシュアウト1週間を挟み）第2クール2週間後、4週間後に評価した。

表1　QHIの変化（平均±標準偏差）（原著では表2、一部改変）

	E1（開始時）	E2（PMTC直後）	E3（2週間後）	E4（2週間後）
電動	1.28±0.40	0.04±0.07	0.45±0.27	0.42±0.19
手用	1.33±0.41	0.04±0.05	1.33±0.56	1.32±0.47

	ウォッシュアウト1週間	E5（PMTC直後）	E6（2週間後）	E7（2週間後）
電動		0.00±0.01	0.51±0.46	0.45±0.46
手用		0.01±0.02	1.71±0.40	1.71±0.44

有意差　E2-E3:0.0001　E2-E4:0.0001　E2-E6:0.0001　E2-E7:0.0001

表2　SBIの変化（平均±標準偏差）（原著では表3、一部改変）

	E1（開始時）	E3（2週間後）	E4（2週間後）
電動	0.78±0.34	0.43±0.21	0.48±0.19
手用	0.81±0.45	0.68±0.37	0.61±0.21

	ウォッシュアウト1週間	E6（2週間後）	E7（2週間後）
電動		0.34±0.15	0.36±0.18
手用		0.58±0.25	0.53±0.32

有意差：E2-E3:0.0016、E1-E4:0.0080、E1-E6:0.0006、E1-E7:0.0241

主な結果(main results)

1週間のウオッシュアウトを挟んで、両実験とも、電動歯ブラシ群が手用歯ブラシ群と比較してQHI（P=0.0001）、SBI（P<0.01）とも有意に低くなっていた（表1、2）。

結論(conclusion)

新開発電動歯ブラシは、一般的な矯正用手用歯ブラシよりも、マルチブラケット装置装着矯正患者のプラーク集積、歯肉からの出血の減少に効果がある。

本論文の理解を助けるためのワンポイント Commentary

平成15年7月10日、東京地方裁判所において、矯正患者のう蝕発生に対する損害賠償金支払命令の判決が下されました。矯正臨床に携わる者としてはこのような事例は心穏やかではありません。特に、患者さんに直接歯ブラシの仕方を指導する歯科衛生士にとって、患者さんのホームケアをどのようにするか、毎日の臨

*盲検化：対象患者がどちらの歯ブラシを使っているか不明ということ

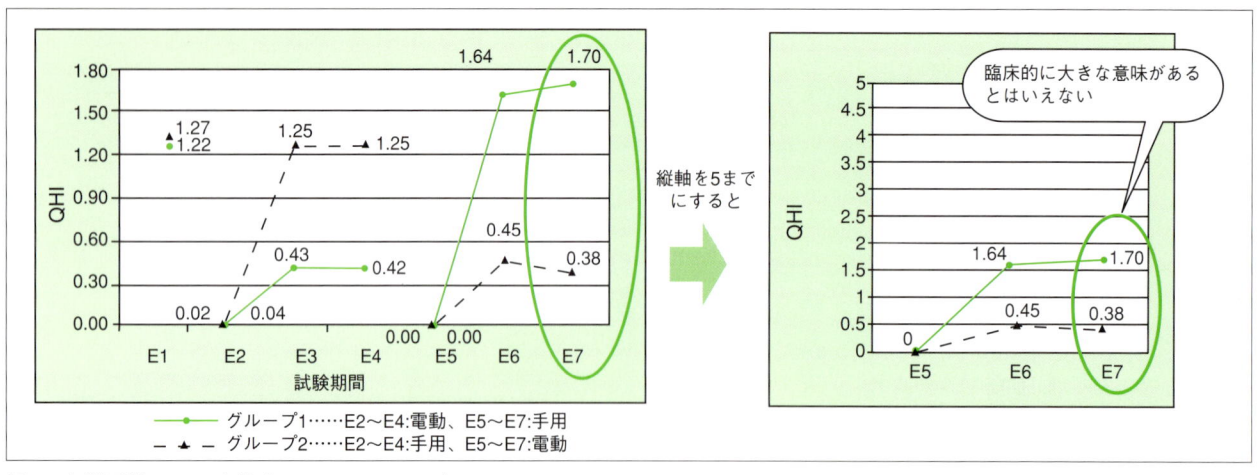

図1　上顎平均QHIの変化（原著図3を一部改変）。

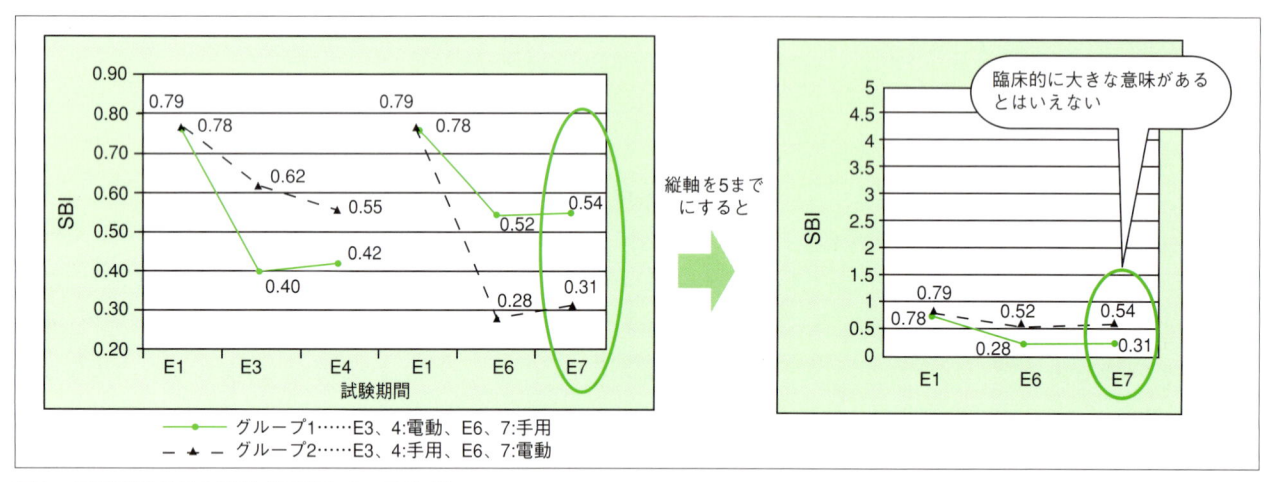

図2　下顎平均SBIの変化（原著図8を一部改変）。

　床で思い悩むところではないでしょうか。そこで、最近の文献について検索した結果、ホームケアの一助となるかもしれない論文がここでご紹介するものです。

　本研究はクロスオーバー試験です。クロスオーバー試験とは、試験群と対照群を交互に行うもので、最初に電動歯ブラシ群であったグループ1は、1週間の間をおき（ウォッシュアウトという）、次は手用歯ブラシ群となります。逆にグループ2は手用→電動です。

　さて、本研究について詳細に検討してみましょう。まず、本研究の対象者の選択基準に「12〜18歳」とありますが、実際の年齢分布は9.80－17.88歳（原著では表1。本誌では未掲載）となっています。また"う蝕部位がない"とありますが、研究デザインのところではDMFS別でもランダムに割り付けたとあり、結論では開始時でのDMFSがグループ1で3.3、グループ2で2.8となっていました。おそらく選択基準の記載に間違いがあったのでしょう。

　クロスオーバー試験では、持ち越し効果というものが問題となる場合があります。しかし、本研究ではウォッシュアウト後、QHIが0（ゼロ）となるように完全なPMTCを行って試験を再開していることから、この点は適切であると思われます。当然、

う蝕 10.ブラッシング

最初の開始後のPMTCも行い、QHIやSBIの基準もきちんと記載されており、以上のことからしっかりとした研究が行われたと推察されます。また追跡率も、80人で開始、76人で評価と高くなっていました。

本研究では電動歯ブラシの高い優位性が示されています。しかし、この結果の図表をよく見てみると少しおかしなところがあります。本研究での主なアウトカム評価であるQHI、SBIはどのような範囲の値だったのでしょうか。もう一度見返してみると0～5であることがわかります。一方、結果の図表の縦軸はQHIが0～1.8、SBIが0.2ないし0.3～0.9と大変狭くなっています。すなわち、重症な症例はないということがわかります（この点はディスカッションでも述べられています）。QHIが「2」とは幅1mmまでのプラークの帯が歯頸部に付着している、SBIが「1」とは軽いプロービングで点状出血が見られる、にすぎません。

さて、ここでもう一度それぞれの指標での大きな改善の例を見てみましょう。QHIでは上顎E7の「手用歯ブラシ1.70」対「電動歯ブラシ0.38」（図1）、SBIでは上顎E7の「手用歯ブラシ0.54」対「電動歯ブラシ0.31」（図2）を見ます。ここでは単に有意

表3　どちらを好むかのアンケート結果（原著では表4）。ほとんど全員が電動歯ブラシを好んでいた

歯ブラシのタイプ	好み%（人）	合計%（人）
電動	98.68（75）	100（76）
手用	1.32（1）	100（76）

差にとらわれずそれぞれの臨床的意義を考えることが重要です。QHI「1.70」対「0.38」とは、最大に見積もっても、「歯頸部への幅1mm以下の連続プラーク付着」対「断続的なプラーク付着」、SBI「0.54」対「0.31」とはどちらもプロービングによって出血がないか、あっても点状出血であるというものです。つまり、電動歯ブラシの効果の臨床的意義は小さく、大きな改善は見込まれないと結論付けられるでしょう。残念ながら、この研究で用いられた電動歯ブラシは、今までの矯正用手用歯ブラシよりも大きな効果のある"夢の電動歯ブラシ"ではなかったということになります。

なお、本研究では、電動歯ブラシは臼歯部やブラケット周囲磨き用のいわゆる"タフト"タイプも使用していますが、手用歯ブラシでは使用していません。すなわち、手用歯ブラシの方が、もともと不利な条件下で研究が開始されたとの疑問があります。しかし、それが本当だとすれば、電動歯ブラシとの効果の差はもっと大きくなると考えられますから、それでもこの結果だとすれば、やはり"夢の電動歯ブラシ"はないのかもしれません。

さて、患者さんがこのような電動歯ブラシを使いたいと言ったらどうしたらよいのでしょうか。このような場合まず考えるべきことは、有益性が有害性を上回るかどうかです。EBMの基本的考えに"Do No Harm"の精神があることを忘れないでください。本論文では電動歯ブラシの有害性についてはまったく論じられていませんが、害が特にないのなら、患者さんが使いたいと言っているものを阻む理由はありません。少なくとも臨床的にわずかに有利な効果があるわけですし、また、最後の表（表3）にあるように、アンケート結果から99％の被験者が電動歯ブラシに満足しているのですから。

ここまで読んでくださった"あなた"はどう思いますか？

抄訳者　島田達雄／鶴見大学歯学部　歯科矯正学講座

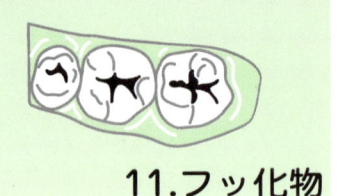

未就学児の隣接面う蝕の予防に、フッ化物配合歯磨剤は有効か？

う蝕
11.フッ化物

この論文のPECO
- **P：誰に** スウェーデン・Vasteras市に住んでいる1986年生まれの4歳児369人
- **E：何をすると** フッ化物配合歯磨剤を洗口的に用い、うがいを少なくする使用法（歯磨剤使用テクニック変法）を実践した場合
- **C：何と比較して** 単にフッ化物配合歯磨剤を使用する場合と比較して
- **O：どうなるか** 隣接面う蝕の発生が3年間で平均26％減少した

- **●この論文の目的(Object)** 歯磨剤使用テクニック変法は、どの程度う蝕抑制効果があるのか評価した
- **●この研究の行われた場所・設定(Setting)** スウェーデン・Vasteras市の6つの公的歯科医院
- **●この論文の研究デザイン(Design)** ランダム化比較試験

この論文の概要 Summary

対象患者(patients)
水道水フッ化物濃度0.3ppmFのVasteras市に住んでいる子どもで1986年生まれの4歳児369人。

治療法(intervention)
この研究では2つのフッ化物配合歯磨剤（1,000ppmFと680ppmF）が用いられ、4つのグループ（2つの試験群と2つの対照群）に割り付けられた。すべての子どもは試験用歯磨剤を1日2回（朝食後と就寝前に）3年間使用し、この研究で供給した歯磨剤以外の使用をやめるよう求められた。フッ化物錠剤はこの研究期間中は使用が推奨されなかった。2つの試験群（n=182）の子どもと親には、歯科医院で歯科衛生士により歯磨剤使用法が説明され、訓練が行われた。歯磨剤使用法は次の4つのステップである。

1) 歯磨剤は湿った歯ブラシの上に1cm程度（約1gに相当）搾り出し、歯一面に均等になるように塗り広げられ、約2分間バス法によるブラッシングを行う
2) 対象者はブラッシングの際に必要以上に唾を吐き出さないように指示された
3) 口腔内に残った歯磨剤の泡は、わずかな量の水（約10ml）で洗口し、吐き出す前に1分間頬を積極的に動かすことによりていねいに歯列に行き渡らせた
4) その後さらに水でゆすがず、またブラッシング後2時間は飲食しないよう指導された

2つの対照群（n=187）の子どもには歯磨剤の使用法、ブラッシング後の洗口などについては指導しなかったが、基本的な予防プログラムの一環として子どもと親には試験用歯磨

原著論文 *Sjögren K, Birkhed D, Rangmar B. Effect of a modified toothpaste technique on approximal caries in preschool children. Caries Res 1995;29(6):435-441.*

剤を用い、1日2回バス法でブラッシングを行うように指示した。試験に参加した子どもには1年に2回、十分な量の歯磨剤が無料で与えられた。歯ブラシも研究期間を通して無料で渡された。

主な治療、効果判定のための転帰(main outcome measures)

3年間の隣接面(第一乳臼歯の遠心と第二乳臼歯の近心)のう蝕の発生。

主な結果(main results)

369人中3年間の研究を終えたのは281人(試験群：n＝131、対照群：n＝150)で、24％が脱落した。2つの試験群では3年間に平均1.14の新たなdfsが発生したのに対し、2つの対照群では1.55であった(p＜0.05)。2つの試験群の間では差は見られなかった(表1)。このような結果から、フッ化物配合歯磨剤を洗口的に用いうがいを少なくする使用法(歯磨剤使用テクニック変法)は、就学前児童に対して隣接面う蝕の発生を平均26％減少させることが示唆された。

結論(conclusion)

フッ化物配合歯磨剤を洗口的に用いうがいを少なくする使用法(歯磨剤使用テクニック変法)は、未就学児童の隣接面う蝕の発生を予防するのに効果的である。

本論文の理解を助けるためのワンポイント Commentary

本研究では、3年間の隣接面う蝕の発生が、咬翼法エックス線診査で平均26％減少しました。これは2.4歯面に歯磨剤使用テクニック変法を実践した場合、実践しない場合に比べ1歯面う蝕が減少することを意味しています。したがってフッ化物配合歯磨剤を使用する場合、その使用方法が重要になります。歯磨剤使用テクニック変法とは、口腔内のフッ化物濃度を高めさらに維持させるために考案されたフッ化物配合歯磨剤の使用方法です。フッ化物配合歯磨剤を朝食後と就寝前の2回使用し、フッ化物濃度を高めるために少量の水と一緒にフッ化物配合歯磨剤を歯列全体に行き渡らせるように洗口させました。そして上昇したフッ化物濃度を維持するために洗口を控え、歯磨き後の2時間は飲食しないよう指導されました。う蝕予防には、フッ化物配合歯磨剤を単に使うだけ

表1 研究開始時(4歳児)と研究終了時(7歳児)のう蝕と隣接面に充填がされた歯面(dfs)の平均および標準誤差。4～7歳時へのう蝕の増加に関してのデータも(新たなdfsとして)与えられた(原著では表2)

		試験群(n＝131)		対照群(n＝150)		
		平均値	標準偏差	平均値	標準偏差	p値
4歳時	dfs E＋D	0.36	0.08	0.46	0.08	0.378
7歳時	dfs E＋D	1.50	0.18	2.01	0.18	0.039
	dfs D	0.49	0.09	0.70	0.11	0.067
	fs	0.11	0.04	0.23	0.07	0.022
4～7歳	新たなdfs E＋D	1.14	0.15	1.55	0.15	0.041

E＝エナメル質う蝕を含む　D＝象牙質う蝕を含む

でなく、その使用方法がポイントになると思われます。しかし開始時369人(試験群：n＝182、対照群：n＝187)中3年間の研究を終えたのは281人(試験群：n＝131、対照群：n＝150)で、24％脱落しました。脱落は試験群の方が多く、脱落者にう蝕が多ければ、試験群と対照群に差が認められないことが考えられます(なお本論文は、脱落者も当初割り当てられた群に含めて結果を求めるITT分析ではありません)。本研究のように試験群にう蝕が少なかったとしても、脱落率が高いということは、歯磨剤使用テクニック変法を実践することはかなり難しいのかもしれません。使用方法の中で、どのステップが重要であるのかが今後の課題でしょう。

なお、実際に使用する場合、歯磨剤を飲み込ませないために、余剰な歯磨剤や唾液は吐き出させましょう。また、発泡剤や研磨剤の添加されている製品は、使用後にうがいが必要ですので、少量の水で歯列に行き渡らせるように洗口した後、もう一度軽くうがいをするとよいでしょう。

抄訳者　景山正登／景山歯科医院(東京都中野区)

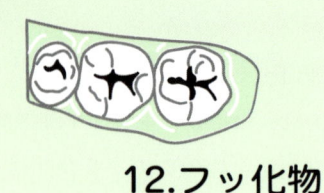

ブラッシング後の洗口はう蝕予防に影響するか？

う蝕　12.フッ化物

この論文のPECO
- **P：誰に**　リトアニアの水道水フッ化物濃度が0.16ppmFであるKaunasの学校に通う、平均年齢11.8歳の児童で
- **E：何をすると**　フッ化物配合歯磨剤（1,500ppmF）を使用したブラッシング後、徹底的に洗口するのと
- **C：何と比較して**　フッ化物配合歯磨剤（1,500ppmF）を使用したブラッシング後、1回吐き出すのは
- **O：どうなるか**　3年後DMFSの増加に有意差は見られなかった

- **●この論文の目的(Object)**　フッ化物配合歯磨剤でブラッシングした後、洗口を行った子どもと洗口を行わなかった子どもでは、う蝕の増加に差があるかどうかを調べた
- **●この研究の行われた場所・設定(Setting)**　リトアニア・Kaunasの3つの学校
- **●この論文の研究デザイン(Design)**　ランダム化比較試験（ランダム化は学校単位で行われている）

この論文の概要 Summary

対象患者(patients)
水道水のフッ化物濃度が0.16ppmFであるKaunasの10～12歳の児童407名。

治療法(intervention)
試験群の2つの学校（学校AとB）では、フッ化物配合歯磨剤（1,500ppmF）を使用した3分間のブラッシングを1日1回行った。その後、学校Aの児童は150mlの水で徹底的に洗口した。学校Bの児童は1回吐き出すだけであった。以上の行為は学校にいるデンタルスタッフの監督下で行われ、協力度を見るため参加状況も記録された。対照群（学校C）では介入は行われなかった。しかし通常のブラッシングは続けられた（フッ化物配合歯磨剤使用の可能性はある）。以上の研究は3年間行われた。試験群では学校と家庭で使用するフッ化物配合歯磨剤と歯ブラシが支給されたが、対照群では支給されなかった。3群ともホームケアに対する特別な指導は行われなかった。

主な治療、効果判定のための転帰(main outcome measures)
3年後のDMFSの増加。

主な結果(main results)
試験開始時、臨床的う蝕検査（う窩形成までのう蝕の進行段階、う蝕病変の活動性の状況）に407人の児童が参加したが、3年後の検査時は276名となり32％が脱落した。
試験開始時のエックス線写真診査（臼歯部咬翼法）には399名参加したが、3年後では、225名（43％）が脱落し

原著論文 Machiulskiene V, Richards A, Nyvad B, Baelum V. Prospective study of the effect of post-brushing rinsing behaviour on dental caries. Caries Res 2002;36(5):301-307.

う蝕　12.フッ化物

た。試験群のうち、学校Aでは試験開始時、臨床検査143名、エックス線写真診査143名で、3年後臨床検査93名（脱落率35%）、エックス線写真診査85名（脱落率41%）になった。学校Bでは試験開始時、臨床検査144名、エックス線写真診査139名で、3年後臨床検査103名（脱落率28%）、エックス線写真診査103名（脱落率26%）になった。対照群の学校Cでは試験開始時、臨床検査120名、エックス線写真診査117名で3年後臨床検査80名（脱落率33%）、エックス線写真診査37名（脱落率68%）になった。3年間で増加したDMFSの平均値は、すべてのう蝕を含む場合、学校Aは6.8、Bは6.2、Cは12.4であり、う窩の場合、学校Aは3.0、Bは3.4、Cは5.2であった。う蝕の増加は、対照群に比べ試験群は低く、統計学的に有意差が認められた（p<0.001）。しかし試験群学校AとBの間では、有意差は見られなかった。3年間で増加したエックス線写真的DMFSの平均値は、学校Aは3.4、Bは2.6、Cは3.5で、統計学的有意差は認められなかった（表1）。

結論（conclusion）

ブラッシング後の洗口は、フッ化物配合歯磨剤のう蝕予防効果に対して大きな影響を及ぼさない。

本論文の理解を助けるためのワンポイント Commentary

本研究では、高濃度（1,500ppmF）のフッ化物配合歯磨剤の使用はう蝕予防に効果があることが確認されました。しかし3群とも脱落率が高く、特に学校A、Cで脱落者が多く見られました。そのため脱落者のDMFSの解析ができず、試験群学校AとBに差が見られなかった可能性があります（本研究では、脱落者を除いて分析しているため、ITT分析は行われていません）。また家庭での洗口に関しては管理されておらず、ブラッシング後どのようにしているのかがわからないので、洗口本来の影響が現れていないのかもしれません。または学校単位でランダム化を行っているので、今回研究に参加した3群の参加者の特性が異なる可能性もあります。従来、フッ化物配合歯磨剤を使用する場合、う蝕予防効果を高めるためには、使用法が重要であるといわれてきました（Sjögren K, et al. Caries Res 1995）。この研究では、高濃度のフッ化物配合歯磨剤（1,500ppmF）の使用であれば、ブラッシング後の洗口はう蝕予防効果に大きな影響を及ぼさないということが報告されました。フッ化物歯磨剤を使用するとき、口腔内に長時間とどめるような使用方法や今回のような高濃度のフッ化物配合歯磨剤の使用が、う蝕予防において重要なポイントになると思われます。この研究では洗口を控えたグループの研究協力度が高く、う蝕予防へ積極的なようです。したがって単に洗口の有無のみがう蝕予防に大きな影響を与えたとは言いがたいかもしれません。洗口をがまんできることは、その他の行動変容も行いやすい目安となるかもしれません。

表1　1年目、2年目そして3年目における増加したDMFS（すべてう蝕とう窩のみの場合）の平均値（95%信頼区間と共に）　（原著では表3）

DMFS		先口群（学校A）	非先口群（学校B）	対象群（学校C）
すべてのう蝕	1年目の増加 (n=383)	−2.1 (−3.1;−1.1)	−1.2 (−2.1;−0.2)	1.4 (0.6;2.2)
	2年目の増加 (n=346)	0.8 (−0.2;1.8)	0.8 (−0.4;2.0)	6.7 (5.5;7.9)
	3年目の増加 (n=276)	6.8 (5.3;8.3)	6.2 (4.6;7.8)	12.4 (10.6;14.1)
う窩	1年目の増加 (n=383)	0.4 (−0.0;0.8)	1.2 (0.7;1.7)	2.3 (1.7;2.9)
	2年目の増加 (n=346)	1.4 (0.9;2.0)	2.2 (1.6;2.8)	4.0 (3.2;4.9)
	3年目の増加 (n=276)	3.0 (2.2;3.9)	3.4 (2.6;4.2)	5.2 (4.1;6.4)
エックス線写真	3年目の増加 (n=220)	3.4 (2.6;4.2)	2.6 (2.0;3.2)	3.5 (2.3;4.6)

抄訳者　景山正登／景山歯科医院（東京都中野区）

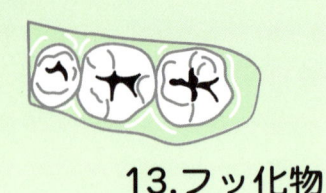

フッ化物洗口は小児のう蝕予防に有効か？

う蝕
13. フッ化物

この論文のPECO
- P：誰に　小児（16歳以下）が
- E：何をすると　フッ化物洗口をすると
- C：何と比較して　プラセボ（フッ化物非含有洗口剤）で洗口している群ないし何もしていない群と比較して
- O：どうなるか　う蝕予防効果が認められる

- ●この論文の目的(Object)　小児に対するフッ化物洗口のう蝕予防効果を判定する
- ●この研究の行われた場所・設定(Setting)　学校
- ●この論文の研究デザイン(Design)　システマティックレビュー：ランダム化比較試験と準ランダム化比較試験で、1年以上継続し、評価を盲検的に行ったもの

この論文の概要 Summary

対象患者(patients)
研究開始時の年齢が16歳以下の小児。

治療法(intervention)
フッ化物洗口（濃度、頻度、期間などには制限を設けず）。対照群は、プラセボ洗口または無処置。シーラントやキシリトールなどフッ化物洗口以外のう蝕予防の介入対策が入っているものは除外。

主な治療、効果判定のための転帰(main outcome measures)
う蝕の増加量（DMFS、DMFT）を用い、対照群の増加量に対するフッ化物洗口群の増加量の抑制率を算出。算出式は下記のとおり：
抑制率＝（対照群のう蝕増加量－フッ化物洗口群のう蝕増加量）÷対照群のう蝕増加量

主な結果(main results)
先述した条件に研究の質などを吟味した結果、36研究が選ばれた。

このうち、DMFSで評価された34研究から推定された抑制率は、26%（95%信頼区間：23%〜30%）であった。

また、DMFTで評価された13研究から推定された抑制率は、24%（95%信頼区間：18%〜30%）であった。

原著論文 Marinho VC, Higgins JP, Logan S, Sheiham A. Fluoride mouthrinses for preventing dental caries in children and adolescents. Cochrane Database Syst Rev 2003;(3):CD002284. Review.

結論(conclusion)

管理下で実施される定期的なフッ化物洗口は、小児のう蝕増加を抑制する。

本論文の理解を助けるためのワンポイント
Commentary

我国では、昨年(2003年)の1月に厚生労働省から「フッ化物洗口ガイドライン」が出ました。現在、フッ化物洗口を実施している小児の数は約65万人といわれ、歯科医院での指導による個人応用(家庭応用)と保育所・小中学校などにおける集団応用の実施人数は、ほぼ半々と見積もられています。そしてガイドラインが出たことにより、今後さらに普及していくことが期待されます。

本システマティックレビューにより示されたフッ化物洗口のう蝕抑制結果は、フッ化物洗口を行うことにより新たに発生するう蝕の歯面数が26％抑制されることを示していますが、これは、今までに報告されてきたいくつかの従来型レビュー(narrative review)とほぼ同様です。

ただし、臨床の場でこの結果を解釈する際には、注意しなければいけない点があります。

歯科医院の指導を受けて家庭で実施する場合のデメリットとして、継続しづらいという点があげられます。学校や保育で集団的に実施する場合には、よほどのことがない限り継続しますが、家庭で実施する場合は容易とはいえません。したがって、この点をよく踏まえて紹介したレビューの結果を解釈する必要があります。本レビューは最初から学校で実施しているケースに絞り込んだものではなく、別の基準で選定した文献を読んだところ全部が学校で実施されていたものだったということです。裏を返せば、家庭応用の場合は必要な人数を集める難しさに加えて、継続性の問題から、研究そのものが実施困難であるという事情が推察されます。

なお、本レビューの本文では、71ページのフッ化物配合歯磨剤のレビューと同様、上述した目的に加えて、①う蝕予防効果を左右する要因(う蝕レベルの高低、飲料水・歯磨剤など他のフッ化物による影響、フッ化物洗口の方法)を検討すること、②安全性を評価する、という点が検討されていますが、紙面の都合で有効性のみを紹介しました。ちなみに、①については効果を左右する要因は見出せなかったこと、②については副作用について分析した研究がほとんどなかったことが述べられています。

抄訳者　安藤雄一／国立保健医療科学院 口腔保健部

よくわかるEBM用語

安藤雄一
国立保健医療科学院口腔保健部

■ システマティックレビュー →用語一覧参照

●システマティックレビューと従来型のレビューはどこが違うのですか？

レビュー（総説）とは、ある一定のテーマについて、関連する多数の文献を集めて、体系的に整理・論述した論文のことをいい、多くの文献を読む労力が省けるというメリットがあります

従来型のレビュー（Narrative Review）は、どうしても著者の主観に左右されてしまうという欠点がありました。考え方の違う人が、同じテーマでレビューを書いても、ベースにある考え方に左右されるため、出てくる結論が必ずしも同じとは限りません。

このような従来型レビューの持つ欠点を排除し、高い客観性を持たせるように工夫され開発されてきた手法が「システマティックレビュー（Systematic Review）」で、エビデンスとしての信頼性は高いとされています。

●システマティックレビューはどうやって作るのですか？

システマティックレビューでは、あるテーマに関して一定の基準を満たした質の高い臨床研究を集め、そのデータを統合して総合評価の結果をまとめて結論を得ます。その作成ステップは下記のとおりです。

1) 研究テーマを選定します
2) 研究を漏れなく収集します
3) 各研究の妥当性を評価します
4) アブストラクトフォームに要約します
5) メタアナリシスによる統計学的解析をします
6) 結果の解釈をします
7) 編集と定期的更新をします

ここで紹介したフッ化物洗口のレビューがどのように作られたのか、実際にこのステップに沿って行ってみましょう。

1) 「小児／青少年のう蝕予防におけるフッ化物洗口の有効性と安全性を判定する」という具体的な研究テーマ（目的）を立てます（ほかに3つありますが、ここでは省略します）。

2) フッ化物洗口について「16歳以下の小児／青少年に対して行われたランダム化比較試験ないし準ランダム化比較試験」という基準で、出版されていない研究も含めた世界中の文献を広く検索します（最初の検索でヒットした3,229文献が、まず282文献まで絞り込まれました）。

3) この282文献について、研究の質（無作為割付の妥当性など）をチェックします。

4) 一定の書式（アブストラクトフォーム）に記入して評価した結果、最終的には36研究が採用されました。

5) これらのデータを統合して、う蝕の抑制率を算出します（メタアナリシス）。

6) う蝕の抑制率は26％と高く、その95％信頼区間は23％〜30％と幅が狭いことから、フッ化物洗口は小児／青少年のう蝕予防効果が高いと評価されました。

なお、7) については、今後、追加すべき研究例が多数出てきた場合、これらを追加してレビューの内容が更新されることと思われます。

参考文献
1. 帝京大学ＥＢＭセンター「コクランライブラリー」http://www.med.teikyo-u.ac.jp/~ebm/cochrane_contents.htm
2. 杏林大学医学図書館ホームページ「医学図書館レクチャー集・検索の基本」http://libweb.kyorin-u.ac.jp/~medlib/

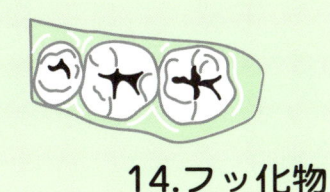

フッ化物配合歯磨剤は、小児のう蝕予防に有効か？

う蝕 14.フッ化物

この論文のPECO
- P：誰に　小児（16歳以下）が
- E：何をすると　歯磨きの際にフッ化物配合歯磨剤を用いると
- C：何と比較して　プラセボ（フッ化物非含有歯磨剤）を用いて歯磨きをしている群と比較して
- O：どうなるか　う蝕予防効果が認められた

- **この論文の目的(Object)**　小児に対するフッ化物配合歯磨剤のう蝕予防効果を判定する
- **この研究の行われた場所・設定(Setting)**　大半が家で実施（選ばれた74研究のうち56が大半が家で実施。学校での実施は13研究、施設でが5研究）
- **この論文の研究デザイン(Design)**　システマティックレビュー：ランダム化比較試験と準ランダム化比較試験で、1年以上継続し、評価を盲検的に行ったもの

この論文の概要 Summary

対象患者(patients)
研究開始時の年が16歳以下の小児（帰属組織の大半は学校：選ばれた74研究のうち学校が69、孤児院・施設が5）。

治療法(intervention)
フッ化物配合歯磨剤によるブラッシング（薬剤の種類、濃度、回数、磨き方などは制限を設けず）。対照群は、プラセボ歯磨剤を使用。シーラントやキシリトールなどフッ化物配合歯磨剤以外のう蝕予防の介入対策が入っているものは除外。

主な治療、効果判定のための転帰(main outcome measures)
う蝕の増加量（DMFS、DMFT）を用い、対照群の増加量に対するフッ化物配合歯磨剤群の増加量の抑制率を算出。算出式は以下のとおり：
抑制率＝（対照群のう蝕増加量－フッ化物配合歯磨剤群のう蝕増加量）÷対照群のう蝕増加量

主な結果(main results)
上述した条件に研究の質などを吟味した結果、74研究が選ばれた。

このうち、DMFSで評価された70研究から推定された抑制率は、24％（95％信頼区間：21％～28％）であった。

また、DMFTで評価された53研究から推定された抑制率は、23％（95％信頼区間：19％～28％）であった。

原著論文 Marinho VC, Higgins JP, Sheiham A, Logan S. Fluoride toothpastes for preventing dental caries in children and adolescents. Cochrane Database Syst Rev 2003;(1):CD002278. Review.

第3部　構造化抄録

結論（conclusion）

フッ化物配合歯磨剤の使用は、小児のう蝕予防に有効な方法である。

本論文の理解を助けるためのワンポイント
Commentary

フッ化物配合歯磨剤の使用は、1970年代後半から欧米の先進諸国で普及し、現在では開発途上国でも普及が進んでいるようです。

しかし、日本では先進諸国では例外的に普及が遅れていました。1985年に発表されたWHO/FDIによる共同調査は、先進諸国のう蝕を減少させた共通要因としてフッ化物配合歯磨剤が位置付けられたという点で有名ですが、実はこの影の引き立て役になったのが日本だったのです。当時、う蝕が多いまま推移していた日本は、フッ化物配合歯磨剤の普及が進んで軒並みう蝕が減少傾向にあった欧米先進諸国の対照群という位置付けとなり、フッ化物配合歯磨剤の地球規模レベルでの有効性の実証に一役買ったという苦い経験を持っているのです。

その日本も、その後はフッ化物配合歯磨剤のシェアが徐々に増加し、現在では約8割の歯磨剤がフッ化物配合となっています。また、健康日本21においても「児童の90％以上がフッ化物配合歯磨剤を使用する」という目標値が設定されています。

フッ化物配合歯磨剤のう蝕予防効果に関する研究例は多く、レビュー（従来型のNarrative Review）も比較的多く出ています。本レビューの結果（フッ化物配合歯磨剤の使用群は非使用群に比べて増加するう蝕歯面数が34％抑制された）は、これらの従来型レビューで示された結果とほぼ同じであることが示されています。

前述したようにフッ化物配合歯磨剤の普及は世界的にもかなり進んでしまったため、今後、ここで取り上げた研究（フッ化物配合歯磨剤とプラセボ歯磨剤の比較）は実施困難と考えられます。ちなみに、本レビューで採用された74文献のほとんどは1970年代以前に行われたものですから、フッ化物配合歯磨剤そのものの有効性を示すという意味では今までの集大成と表現するのが妥当と思われます。

なお、本レビューの本文では、68ページのフッ化物洗口のレビューと同様、先述した目的に加えて、①う蝕予防効果を左右する要因を評価する、②安全性を評価する、という点が検討されていますが、紙面の都合で有効性のみを紹介しました。ちなみに、②の安全性については副作用について分析した研究がほとんどなかったと述べられています。また、①については、フッ化物配合歯磨剤によるう蝕予防効果は、開始時のう蝕が多いほど、フッ化物濃度が高いほど、使用回数が多いほど、管理されたブラッシングであるほど高いという結果が示されています。①で示された結果は、臨床の場で患者指導を行う際には非常に重要と考えられますので、興味のある方は本誌で紹介された64、66ページの論文と合わせて、詳しい情報を得ることをお勧めします。

抄訳者　安藤雄一／国立保健医療科学院 口腔保健部

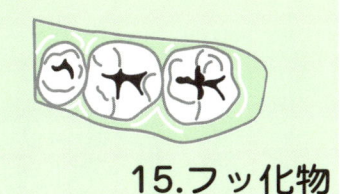

矯正治療時に、PMTCとクロルヘキシジン洗口を併用した予防処置を行うことは効果的か？

この論文のPECO
- **P：誰に** スウェーデン・Norrköping地区の矯正患者60名に（男子32名、女子28名、治療開始時年齢11～16歳、平均年齢13.5歳）
- **E：何をすると** 学校でのフッ化物洗口に加えて、来院時にPMTCとクロルヘキシジン（CHX）洗口を行うと
- **C：何と比較して** ①対照群に比べて、②PMTCあるいはCHX洗口のみを行った群に比べて
- **O：どうなるか** 治療中、治療後のプラーク指数（PlI）、歯肉炎指数（GI）の変化に差がなかった

- **●この論文の目的(Object)** 矯正治療中の来院時に①予防的処置としてPMTCとCHX洗口を追加することが口腔衛生状態の増進に役立ち、歯肉の状態に影響を与えるか、洗口が口腔衛生状態を良好にするか、②バンド直下の初期う蝕が増加を抑制するか、を調査する
- **●この研究の行われた場所・設定(Setting)** スウェーデン・Ostergotland郡Norrköping地区の都市部および地方の児童
- **●この論文の研究デザイン(Design)** ランダム化比較試験

この論文の概要 Summary

対象患者(patients)
11～16歳（平均年齢13.5歳）のスタンダードエッジワイズ法による矯正治療を予定している男子32名、女子28名の計60名。

治療法(intervention)
1970年代の研究実施時に全対象者は学校で2週間毎の0.2%NaFフッ化物洗口う蝕予防プログラムを受けており（現在は行われていない）、矯正治療前1.5ヵ月間に2週間毎の歯科衛生士による口腔衛生指導も受けた。

動的矯正治療期間中（平均24±1.5ヵ月間）は学校での2週間毎のフッ化物洗口に加え、ABCの3つの試験群と対照群に15人ずつ無作為に割り付け、以下の内容の口腔衛生処置を行った。

A群：来院時PMTC＋来院時CHX洗口
B群：来院時PMTC＋来院時プラセボ洗口
C群：来院時CHX洗口
対照群：来院時プラセボ洗口は患者希望により実施

動的矯正治療終了後の保定期間は

原著論文 Lundström F, Hamp S-E, Nyman S. Systematic plaque control in children undergoing long-term orthodontic treatment. Eur J Orthod 1980;2(1):27-39.

最低12ヵ月で、口腔内を導入期間と同じ状態に維持できるよう、導入期間に指導した歯ブラシ法を行うように指示した。

主な治療、効果判定のための転帰(main outcome measures)

矯正治療開始前の検査を基準とし、治療開始から3、6、12ヵ月の3回と、保定中の動的治療終了後3、6ヵ月の2回検査し比較した。検査部位は6 5 3⌋と⌈6 5 3(原著では歯式はFDI式)の歯および歯肉を診査し、PlI、GI、矯正治療前のう蝕はすべて記録して修復を行い、矯正治療後の24歯面の平滑面初期う蝕を評価した。A、B間は二重盲検。ほかは一重盲検と思われる。

主な結果(main results)

PlI、GIのスコアは、どちらも治療前より装置装着中のほうが悪化していたが、保定中は治療前より良好になっていた。しかし、群間に有意差は認められなかった。歯の部位別では隣接面が有意に悪化していた。

矯正治療後における初期平滑面う蝕の増加(発生)率では、A群が0.1%と少なく、次にB群が0.7%、C群が1.8%、対照群が2.1%であったが、いずれの群も発生率が非常に低く、統計的に有意であるという記載はない(図1、2、表1)。

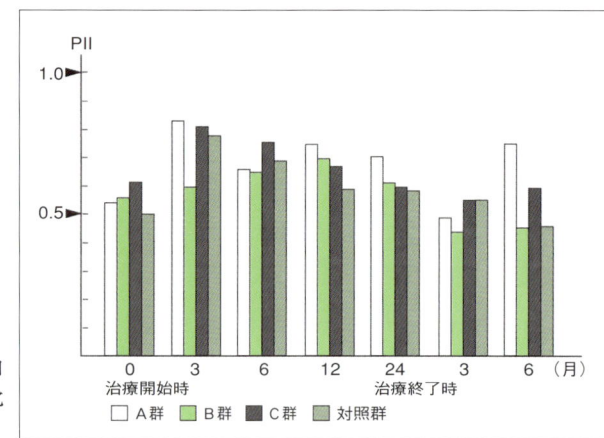

図1　矯正治療中の口腔内状態(PlI)の変化(原著では図3)。

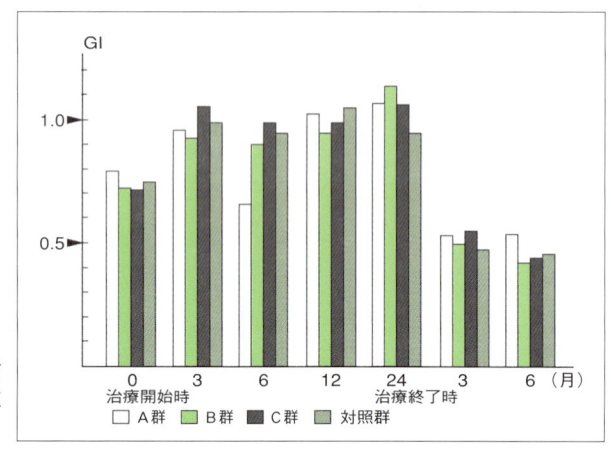

図2　矯正治療中の歯肉状態(GI)の変化(原著では図4)。

表1　矯正治療時各群の脱灰歯面数(原著表7より引用改変)

	治療開始時 初期う蝕歯面	治療終了時 初期う蝕歯面	初期う蝕歯面 の増加(%)
A群:PMTC+CHX	1.7	1.8	0.1
B群:PMTC	2.7	3.4	0.7
C群:CHX	2.6	4.4	1.8
対照群	2.8	4.9	2.1

結論(conclusion)

学校でのフッ化物洗口下で、矯正治療前の口腔衛生指導を十分行っても、矯正装置装着後口腔衛生状態がやや悪化する傾向があった。しかし、矯正治療後には術前よりも良好な歯肉状態となった。さらに、来院毎にPMTCとCHX洗口を追加して行うと、矯正治療後の初期う蝕増加率は、0.1%ともっとも低かった。しかしこのような追加処置が有効であるかどうかは、この研究のみから結論付けることはできなかった。

本論文の理解を助けるためのワンポイント
Commentary

　この研究は、Lindhe、Axelssonらの予防プログラムの流れを汲むものの矯正版と考えられます。ランダム化比較試験で、一部二重盲検が用いられており、20年以上前に実施された臨床歯学研究としては、種々のバイアスに対して考慮されたものです。

　当時スウェーデンでは、対象に対して一律に徹底的にケアする臨床的研究がいくつか出され、その結果から一律ではなく個々の患者さんのリスクを判断した予防処置へと変化している過渡期の報告です。

　矯正装置装着後のPlI、GIの悪化はブラッシングのレベルが低下したことではなく、バンドと矯正装置の影響で起こります。これらの状態に対してシステマティックなプラークコントロールを一律に追加することは、歯周組織に対してあまり有効ではありませんでした。しかし装置除去後には、いずれの群も改善され、GIが術前と同様かいくぶん低下しています。

　矯正治療開始前に1.5ヵ月間組み込まれている口腔衛生教育期間は有効でした。著者らは、矯正治療と非矯正治療の両群にこの口腔衛生教育を行って比較しています。非矯正治療群に比べて矯正治療中のPlI、GIはやや悪化しますが、保定期には開始時と同等か、やや良い状態を示しています。う蝕歯面は30ヵ月後の調査で差はありません[1]。

　この研究におけるバンド下脱灰について、著者らはPMTCを併用したCHX使用プログラムの追加が、本当に有効であるかはさらなる研究が必要であるとしています。一方、PMTCを行わずに、CHXのみの洗口を行った場合には効果が少ないようです。

　近年は、ブラケット周囲に適用するCHXバーニッシュに研究対象が変化しています[2]が、20年以上後になって出版された、矯正治療中のう蝕予防にCHXバーニッシュを用いた論文でもほぼ同様な結論のようです[2]。また、現在では大臼歯以外にバンドを用いることは少なく、また、バンド装着にグラスアイオノマーセメント[3]が用いられることが多いので、バンド下の脱灰についてはこの時期とは異なった状況です。

　本研究は今から25年程前の論文で、ダイレクトボンディング法のない時代のもので、すべてバンドの全帯環境装置で行われています。したがって現在のマルチブラケット装置よりも矯正治療中の口腔衛生状態は悪いと考えられます。

　この論文の臨床適用を考えると、矯正治療時の口腔管理としては、少なくともフッ化物の応用が行われている環境下では、すべての患者さんに対して、治療期間を通じて相当なコストをかけてこのようなPMTCとCHXの適応を一律に追加することは、それほど有効ではないと結論付けられました。すなわち、このようなケアが必要な患者さんのセレクションが、重要な論点となることを示しています。

参考文献

1. Lundström F, Hamp SE. Effect of oral hygiene education on children with and without subsequent orthodontic treatment. Scand J Dent Res 1980;88(1):53-9.
2. Ogaard B, Larsson E, Henriksson T, Birkhed D, Bishara SE. Effects of combined application of antimicrobial and fluoride varnishes in orthodontic patients. Am J Orthod Dentofacial Orthop 2001;120(1):28-35.
3. Maijer R, Smith DC. A comparison between zinc phosphate and glass ionomer cement in orthodontics. Am J Orthod Dentofacial Orthop 1988 Apr;93(4):273-9.

抄訳者　金谷登紀子、毛利　環／新潟大学大学院 医歯学総合研究科 摂食機能制御学 咬合制御学講座

う蝕

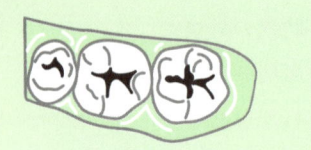

16.キシリトール

母親がキシリトールガムを2年間噛めば、6歳までの子どものミュータンスレンサ球菌レベルを下げることができる

この論文のPECO
- **P：誰に** 唾液中に高レベルのミュータンスレンサ球菌が検出された母親に
- **E：何をすると** 子どもが2歳になるまで習慣的にキシリトールガムを噛んでもらうと
- **C：何と比較して** フッ化物塗布やクロルヘキシジン（CHX）バーニッシュをした母親と比較して
- **O：どうなるか** 長期的に子どものミュータンスレンサ球菌レベルが低下する

- **●この論文の目的(Object)** 生後3ヵ月から2歳まで、母親がキシリトールガムを噛み、ミュータンスレンサ球菌の母子伝播抑制を検討した
- **●この研究の行われた場所・設定(Setting)** フィンランド・ウリビエスカ医療センター
- **●この論文の研究デザイン(Design)** ランダム化比較試験

この論文の概要 Summary

対象患者(patients)
ウリビエスカ医療センターにおいて無料で行われている出産後の口腔保健制度を利用した母子のうち、338人の妊婦中195人がスクリーニングされた。唾液中にミュータンスレンサ球菌（MS）が高いレベル（≧10^5 CFU/ml）で検出された母親から生まれた195人の乳児が対象である。

治療法(intervention)
試験群：キシリトール群である127人の母親（研究以前よりキシリトールガムを使用していた7名含む）は、1日につき2、3回キシリトールガム（キシリトール100％配合）を噛むように指示された。

対照群：フッ化物群は32人、CHX群は36人にランダムに割り付けられ、母親は出産の後の6、12、18ヵ月にフッ化物塗布またはCHXバーニッシュを受けた。

主な治療、効果判定のための転帰(main outcome measures)
6歳までの小児の検出可能なミュータンスレンサ球菌コロニー形成（>20 CFU/サンプル）。

主な結果(main results)
キシリトール群6歳児の52％で、ミュータンスレンサ球菌コロニー形成が検出可能であった。フッ化物群とCHX群でのコロニー形成が見られる小児の割合は、それぞれ84％と86％であった。この差から、キシリトール群の小児はフッ化物かCHX群の小児と比較して約30％ミュータンスレンサ球菌に感染しにくいことが

原著論文 Söderling E, Isokangas P, Pienihäkkinen K, Tenovuo J, Alanen P. Influence of maternal xylitol consumption on mother-child transmission of mutans streptococci:6-year follow-up. Caries Res 2001; 35:173-177.

示された（図1）。

結論(conclusion)

子どもが生まれてから2年間は母親がキシリトールガムを噛むことによって、6歳まで子どものミュータンスレンサ球菌レベルを下げられることが示唆された。

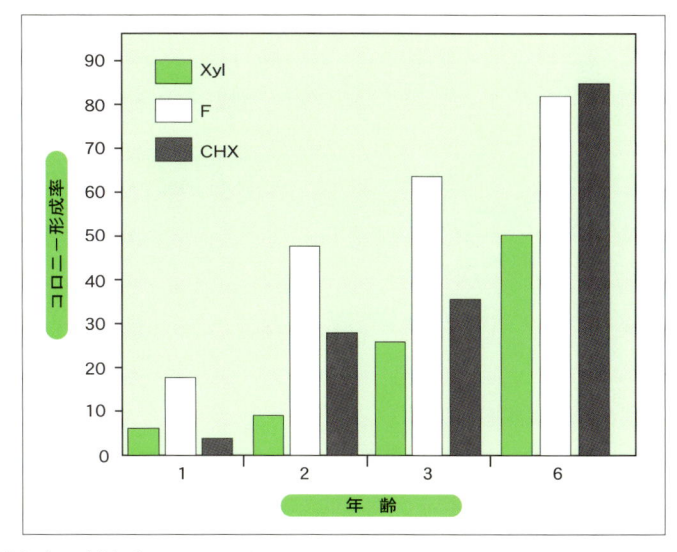

図1 ミュータンスレンサ球菌コロニー形成が検出された子どもの割合（1、2、3歳：プラーク中のミュータンスレンサ球菌、6歳：唾液中のミュータンスレンサ球菌）。F＝フッ化物塗布群、CHX＝クロルヘキシジンバーニッシュ群、Xyl＝キシリトールガム群。1歳児、2歳児に関しては先に報告されている（Söderling et al., 2000）（原著では図1）。

本論文の理解を助けるためのワンポイント
Commentary

この研究は、母親へ介入することによって乳児のミュータンスレンサ球菌レベルを低下させることができる可能性を示しています。

本研究の問題点としては、高い脱落率があげられます（6年目でキシリトール群26.8％、フッ化物群13.9％、CHX群31.3％）。また診査者である医師は、最初の2年間は盲検化されていませんでした。

ランダム化は、以下の2点で特殊な手法となっています。
1) フッ化物群とCHX群と比較して、キシリトールガム群が2倍以上もの人数を割り付けられていること。群の割り付けは、キシリトールガム群120名に対して、対照群がそれぞれ32、36名で、バランスがとれていません。近年、1：1割り付けでは、有効性が高いと思われる実薬群に参加希望が出ることもあり、2：1割り付けなどが行われるようになりました。しかし、この研究ではその比率でもありません。

2) 研究参加前からすでにキシリトールを使用している母親7名は、キシリトール群に割り付けされていること。

以上の点から、十分にランダム化された割り付けとはいえません。

また、脱落率が高いのに、それをどう処理したかという回折方法が明示されておらず、統計的有意差検定に妥当性があるか不明です。

本研究により得られた所見は、今後の研究によりさらに確かめられる必要があります。

抄訳者　林田亜美子・植松　宏[*]
／東京医科歯科大学大学院 医歯学総合研究科 老化制御学系専攻 口腔老化制御学講座 口腔老化制御学分野・[*]教授

う蝕

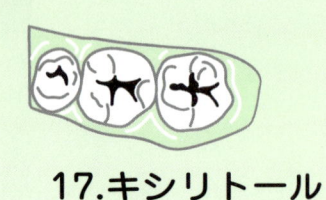

17. キシリトール

キシリトールキャンディのう蝕予防効果

この論文のPECO
- P：誰に　永久歯が萌出中の小学生（10歳児）に
- E：何をすると　キシリトールガムまたはキャンディを1日3回5g学校で使用するのと
- C：何と比較して　キシリトール製品未使用と比較すると
- O：どうなるか　2～3年後のDMFSの増加は、35～60％減少する

- **この論文の目的（Object）**　学校歯科保健活動として永久歯が萌出中の小学生に対するキシリトールキャンディのう蝕予防効果を調べる
- **この研究の行われた場所・設定（Setting）**　エストニアの12の小学校
- **この論文の研究デザイン（Design）**　ランダム化比較試験（ランダム化は個人単位ではなく学校単位で行われた）

この論文の概要 Summary

対象患者（patients）
開始時10歳の児童740名。

治療法（intervention）
キシリトールガム群、2種類のキシリトールキャンディ群、対照群の4群に割り付け。キャンディ1はキシリトール49％配合のキシリトール・マルチトール混合キャンディ（市販品：XylitolPlus）。キャンディ2はキシリトール49％配合のキシリトール・ポリデキストロール混合キャンディ。ガムはキシリトール100％（甘味料としては100％。ガム重量比65％）含有の市販品（XyliFresh）。製品は、教員の監視下で登校日に1日3回各10分間使用。週末と3ヵ月間の夏期休暇中には使用しなかった。キシリトールの1日使用量は、すべての試験群で5gとなるように配布した。つまり、ガムでは6枚、キャンディでは8粒であった。研究は2～3年間行われた。対照群では通常の歯科保健指導のみ行った。すべての群ともホームケアに対する特別な指示はしなかった。

主な治療、効果判定のための転帰（main outcome measures）
2～3年後のDMFSの増加。

主な結果（main results）
3年後、両方のキャンディ群は、対照群と比較して33～59％のう蝕発症率（DMFSの増加）を減少し、ガム群は53.5％減少した（表1）。

原著論文　Alanen P, Isokangas P, Gutmann K. Xylitol candies in caries prevention: results of a field study in Estonian children. Community Dent Oral Epidemiol 2000;28(3):218-224.

表1　12の小学校における1994〜1997年のDMFSの変化。最初と最後の健診を受けた者のみ加えた。キシリトール群はすべて対照群と有意の差が認められた（原著では表3）

グループ		人数	1994 平均値	標準偏差	1995 平均値	標準偏差	1996 平均値	標準偏差	1997 平均値	標準偏差	3年間の増加率 平均値	標準偏差
Võru、Elvaエリア												
キャンディ1	2年	29	4.51	5.73	5.04	5.99	6.45	5.01	7.34	6.27	2.83	2.58
キャンディ2	3年	21	2.90	4.58	4.47	5.09	5.71	6.27	6.48	6.61	3.57	3.78
対照群		20	4.20	5.29	6.75	6.77	8.80	7.82	10.40	8.24	6.20	5.55
Tallinnエリア												
ガム		38	2.97	4.22	3.69	4.58	5.60	6.16	5.87	5.47	2.89	2.54
キャンディ1	2年	67	2.15	2.77	2.56	2.95	3.74	4.19	4.50	4.04	2.36	2.24
キャンディ2	2年	35	1.08	1.58	1.91	2.50	2.64	3.86	3.08	4.34	2.00	3.27
キャンディ2	3年	45	1.17	1.80	1.62	2.21	2.20	2.87	3.58	3.73	2.40	2.61
対照群		71	2.53	3.25	4.37	4.46	6.54	6.12	7.58	6.51	5.04	4.46
Tartuエリア												
ガム		77	1.94	2.13	1.81	4.19	2.40	3.81	2.57	3.07	1.37	2.42
キャンディ1	3年	73	1.64	2.57	2.77	2.86	3.32	2.91	3.37	3.41	1.73	2.04
キャンディ2	2年	36	1.86	2.40	2.26	2.55	2.55	2.75	3.22	3.25	1.36	1.79
対照群		55	1.00	1.63	1.47	1.95	2.64	2.64	3.98	3.56	2.98	3.26
合計		567										

（抄訳者注）エストニアは、地域間のう蝕罹患率に大きな違いがあることが前もってわかっていました。そこで、う蝕罹患率のもっとも高い南エストニアに位置するVõruおよびElva、かなり高い首都のTallinn、フッ素化された土壌で相対的にう蝕罹患率の低いTartuの3エリアを研究対象に選択しました。3年間のDMFSの増加に着目すると、すべてのエリアでキシリトール群が有意にう蝕発症を抑制したことがわかります。このことからキシリトールは、う蝕の発症が少ない地域でも有効な追加型の予防法になることがわかります。ガム群とキャンディ群のDMFS減少率に差がないことから、キャンディ製品でもガム製品同様の予防効果があることがわかります。また、キシリトールの予防効果が、ガム咀嚼による分泌唾液の効果だけでは説明できないこともわかります。

結論(conclusion)

キシリトールガムだけでなくキシリトールキャンディも、う蝕予防効果がある。キシリトールを学校で管理し配布することは、う蝕予防に有効で実践的な方法である。

本論文の理解を助けるためのワンポイント Commentary

キシリトールガムの有効性を示す研究論文は多いが、他の形状の製品に対する研究はほとんどありません。本研究は、キシリトール製品がガム以外の形状でも有効であることを示した貴重な論文です。この研究で複数の学校にまたがって参加者を求めたのは、サンプルサイズを多くし、βエラーをおかさないように考えたためです。以前の研究から、必要症例数を計算し、それに見合うだけの参加者を集めたと記載されています。最近の研究では、この点は非常に重要なことで、サンプル数についての記載があるかどうかは、論文の質を見極めるうえで大切なポイントとなります。

キャンディ形状の製品でもガム形状と同等の有効性を示したことで、ガムを嚙めない矯正歯科治療中の患者さんにもう蝕予防の選択肢としてのキシリトール応用の可能性が示されました。また、キシリトールの管理および配布を教員が行い、登校日のみの使用（年間200日）でも有効性を示したことは、フッ化物洗口以外にも学校歯科保健活動の選択肢が増えたことになります。

抄訳者　斎藤健志／斎藤矯正歯科（千葉県八千代市）

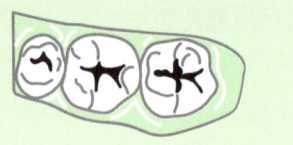

う蝕
18. クロルヘキシジン

萌出途中の永久歯に対するクロルヘキシジンバーニッシュの効果

この論文のPECO
- P：誰に　6～8歳、健常な16人の児童の萌出途中の大臼歯に
- E：何をすると　クロルヘキシジン（CHX）バーニッシュを塗布すると
- C：何と比較して　塗布しない場合と比較して
- O：どうなるか　プラーク中のミュータンスレンサ球菌が抑制され、う蝕の発生が減少した

●**この論文の目的(Object)** 萌出途中の第一大臼歯にCHXバーニッシュを塗布して、咬合面のプラーク中のミュータンスレンサ球菌の量とう蝕の発生を観察し、その効果を評価検討する

●**この研究の行われた場所・設定(Setting)** ブラジル・サンパウロ市（同市では0.007ppmFの濃度で水道水のフッ化物添加が行われている）にある大学附属小児病院

●**この論文の研究デザイン(Design)** ランダム化比較試験（スプリットマウスデザイン）

この論文の概要 Summary

対象患者(patients)
あらかじめ乳歯の治療が終了している健康な児童で、少なくとも2歯の健全な第一大臼歯が左右にあり、それらの歯が萌出途中にある6～8歳の健康な児童16人。除外対象は3ヵ月以内に抗生物質、抗菌剤などの薬剤を服用した者、また全身疾患を有する者（年齢、性別、歯式の記載はなし）。

治療法(intervention)
CHXバーニッシュの塗布に先立って、対象となった児童らは親の管理下で1日3回フッ化物入り歯磨剤で歯を磨き、来院ごとに専門家の口腔清掃を受けた。さらにその親にも食事指導や歯磨きの確認を行った。

スプリットマウスデザインを用いて、同一顎の一方を試験歯としCHXバーニッシュ（商品名：Cervitec）を実験開始時、3ヵ月後、6ヵ月後にそれぞれ塗布した。他方を対照歯として何も塗布は行っていない。実験開始時に、唾液、対象両歯のプラークを採取し、それぞれのサンプル中のミュータンスレンサ球菌のレベルを記録した。唾液のサンプルは1年後に再び採取し、プラークのサンプルは3ヵ月後、6ヵ月後にも採取した。咬合面う蝕の診査は、3ヵ月毎にその後2年間、2人の診査者の視診によって判定した。

原著論文 Araujo AMPG, Naspitz GMCC, Chelotti A, Cai S. Effect of Cervitec® on Mutans Streptococci in plaque and on caries formation on occlusal fissures of erupting permanent molars. Caries Res 2002;36(5):373-376.

主な治療、効果判定のための転帰(main outcome measures)

真のエンドポイント:う蝕発生の観察

代用のエンドポイント:唾液、プラーク中のミュータンスレンサ球菌数を測定

主な結果(main results)

プラーク中のミュータンスレンサ球菌数は試験、対照歯とも3ヵ月後、6ヵ月後に有意に減少した。唾液中のミュータンスレンサ球菌数は1年後では有意に減少した。研究開始後2年の間、う蝕の発生は試験歯群では認められず、対照歯群では50%の歯でwhite spotが観察された。う蝕の増加という点で、その差は有意であった(表1)。

結論(conclusion)

CHX塗布により萌出中の第一大臼歯咬合面のプラーク中ミュータンスレンサ球菌数が下がり、同部位のう蝕発生が有意に低く抑えられた。

本論文の理解を助けるためのワンポイント Commentary

この研究では、スプリットマウスデザインで同一顎の左右同名歯を対象としていますが、被験者16名の性別、歯の上下など詳しい情報は不明です。開始時のプラーク中のミュータンスレンサ球菌数に試験歯群と対照歯群との間に明らかに違いがあります。この違いが何によるものなのか、本文に記載はありません。振り分けの段階でなんらかのバイアスがかかっている可能性も否定できません(もっともこの場合、試験歯群での菌数が多いのであまり問題にはならないとも考えられますが)。また、対照歯群に対してはプラセボバーニッシュが塗布されておらず、目隠しが完全とはいえません。

プラーク中のミュータンスレンサ球菌数はその後3ヵ月後、6ヵ月後、試験歯群においてはほとんど検出されず、その量も対照歯群に比べて有意に低くなっています。唾液中のミュータンスレンサ球菌の量については、開始時$1.30×10^3$ CFU*/mlが、1年後$0.80×10^3$ CFU/mlに減少していることから、統計学的に有意であるとしています。しかし、ここで気をつけなければならないのは、個々の数値のデータが記載されておらず平均値のみで比較している点です。10^3が10^2になったわけでなく、1.30が0.80になっただけの違いが、どれほど意味を持つのか考える必要がありますし、標準偏差が54.8から179.1に3倍になったことを考えれば、データのばらつきが大きいであろうことが予想できます。

研究開始後2年を経過して試験歯群にはう蝕は発見されませんでしたが、対照歯群では16歯中8歯、50%にwhite spotが観察されています。水道水のフッ化物添加が行われ、比較的厳格な予防プログラム(親への食事指導、1日3回のフッ化物入り歯磨き、親による監視、3ヵ月毎の磨き方の確認)の下でも、50%の歯にwhite spotが認められたということから、この集団のう蝕のリスクの高さがうかがえます(平均dmfs:6)。CHXバーニッシュは萌出途中の大臼歯のミュータンスレンサ球菌数を低くおさえ、white spotの減少もおさえられるので、う蝕発症の防止に有効であると解釈しても良いのでしょう。

表1 試験歯、対照歯となる第一大臼歯の咬合面裂溝プラーク中のミュータンスレンサ球菌数(原著では表1)

	研究開始時		3ヵ月後		6ヵ月後	
	試験群	対照群	試験群	対照群	試験群	対照群
平均値	5.60	3.60	0	2.70	0	2.30
中央値	5.50	3.80	0.01	2.80	0	2.00
標準偏差	0.90	0.80	0.02	1.00	-	1.00

*CFU:コロニーフォーミングユニット。形成されたコロニー菌数

抄訳者 渡部裕之/医療法人社団麗和会 わたなべ歯科医院(埼玉県上尾市)

第3部　構造化抄録

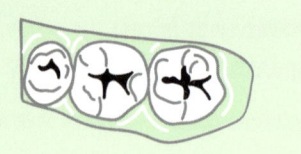

う蝕
19. クロルヘキシジン

修復歯マージンのミュータンスレンサ球菌に対するクロルヘキシジンバーニッシュとジェルの効果の比較

この論文のPECO
- P：誰に　修復歯の多い成人に
- E：何をすると　クロルヘキシジン(CHX)のジェルを用いると
- C：何と比較して　CHXバーニッシュと比較して
- O：どうなるか　ミュータンスレンサ球菌を抑制する効果が高い

- ●この論文の目的(Object)　修復歯の多い成人にCHXジェルとバーニッシュを用いた場合、修復歯のマージンに存在するミュータンスレンサ球菌の抑制にどちらが効果的かを比較する
- ●この研究の行われた場所・設定(Setting)　スウェーデン・イェテボリ大学
- ●この論文の研究デザイン(Design)　ランダム化比較試験

この論文の概要 Summary

対象患者(patients)
平均年齢44歳（24～75歳）、修復歯が多い、唾液1ml中に250,000以上ミュータンスレンサ球菌が存在する、臨床的検査でもエックス線写真による検査でもう蝕は検知されない、義歯を使っていない18名。

治療法(intervention)
試験群にCHXジェル（商品名：Corsodyl）を使用、対照群にCHXバーニッシュ（商品名：Cervitec）を使用、プラセボ試験対照群はプラセボバーニッシュを使用した。

主な治療、効果判定のための転帰(main outcome measures)
真のエンドポイント：プラーク中のミュータンスレンサ球菌数を測定
代理のエンドポイント：唾液中のミュータンスレンサ球菌数を測定

主な結果(main results)
ジェル、バーニッシュのどちらかを用いた試験群は1、4、12週目で、プラセボ対照群より有意にプラーク中のミュータンスレンサ球菌レベルは低くなっている。ジェルを用いた試験群でミュータンスレンサ球菌レベルはもっとも顕著に減少し、1週目の時点ではバーニッシュを用いた試験群と比べミュータンスレンサ球菌はおよそ半数しか存在しない。

唾液中のミュータンスレンサ球菌レベルはジェル試験群が他の2つの試験群より低い値を示し、12週目の時点でも実験開始時より低い値を示すが、3群間に有意な差はなかった（図1）。

原著論文　Wallman C, Birkhed D. Effect of chlorhexidine varnish and gel on Mutans Streptococci in margins of restorations in adults. Caries Res 2002;36(5):360-365.

● **結論(conclusion)**

CHXジェルを2日続けて、1日に5分間3回の頻度で使用することは、CHXバーニッシュを3〜4日間隔をあけて2度使用するよりも、修復歯の多い成人の歯面に存在するミュータンスレンサ球菌に対して限定的な抑制作用を示す。

本論文の理解を助けるためのワンポイント
Commentary

この研究は18人の被験者をランダムに6人のグループに分けて行っていますが、プラセボを含めてバーニッシュを使う2グループとジェルを使うグループではその研究デザインがまったく異なります。バーニッシュを使うグループでは全歯面へ3〜4日間隔をあけて2度作用させるのに対して、ジェルを使うグループでは専用のトレーを用い、連続2日、合計30分間CHXを全歯面に作用させています。バーニッシュとジェルはどちらもCHXを1％含んでいますが、その濃度を保ったまま歯面に作用している時間がバーニッシュに関しては記載されていません。

またトレーを用いることによって、ジェルを使う場合は研究対象とならない部位のプラーク中に存在するミュータンスレンサ球菌にも、CHXの効果が期待できます。これに対してバーニッシュの場合には、全歯面への塗布をしているとはいえ、修復歯マージンに特に注意を払って行う、としか記されていないため、研究の対象から外れた部位ではバーニッシュの塗布をする際に施術者による個人差があると思われます。このため、バーニッシュを使った場合には修復歯マージン以外の部位からプラークの再コロニー化が起こりやすい状況にあり、これがジェルと比べたときのミュータンスレンサ球菌抑制作用の差となって表れているとも考えられます。

このように評価してみると、本論文の結果「CHXはジェルの形で用いたほうがバーニッシュとして用いた場合に比べて、ミュータンスレンサ球菌の抑制に関しては効果的」に関しては、CHXバーニッシュの濃度や投与の回数、間隔などを変えた同様の実験結果を待つしかないようです。

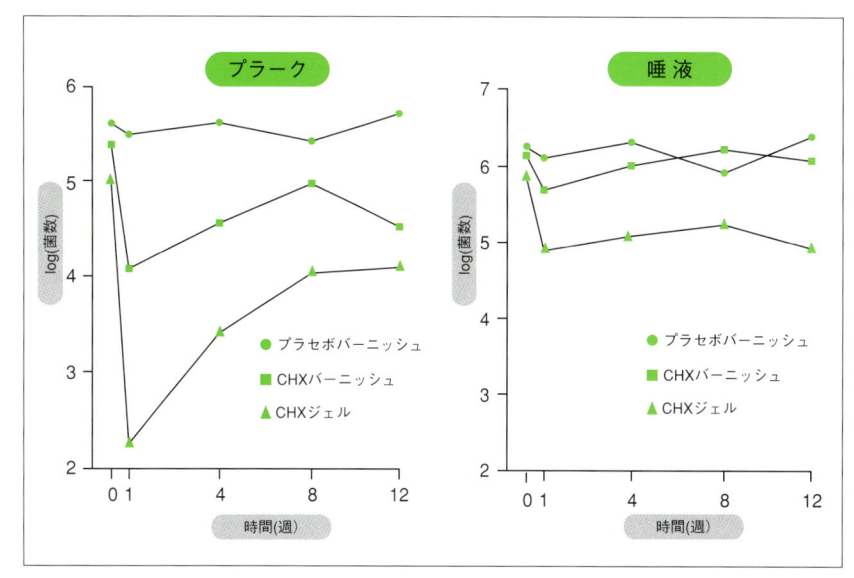

図1 実験後1、4、8、12週経過時点における、修復歯マージンのプラークおよび唾液中に存在するミュータンスレンサ球菌の平均値。修復歯マージンのプラークに存在するミュータンスレンサ球菌は、プラセボバーニッシュではほとんど変化はないものの、ジェルでは1週経過時点で最低値を示すほか、12週経過時点でも開始時より減少している。バーニッシュはいずれの測定時でも減少が認められるが、1週経過時でジェルと比してその減少数は約半数にとどまっている。唾液中のミュータンスレンサ球菌は、ジェルを使ったグループのみで減少が認められる。

抄訳者　矢田航也／医療法人社団麗和会　わたなべ歯科医院(埼玉県上尾市)

第3部　構造化抄録

う蝕

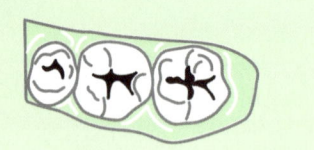

20. う蝕のなりやすさ

世代によって、歯種別のう蝕のなりやすさには違いがある

この論文のPECO
- P：誰に　フィンランドの1980年代生まれの人が
- E：何をすると　1年毎に歯科医師による定期検診と予防主体の治療を受けると
- C：何と比較して　同様の検診を受けた1970年代生まれの人や1960年代生まれの人に比べて
- O：どうなるか　う蝕有病率は低く、う蝕罹患年齢も高かった

この論文の目的(Object)　20歳まで市のヘルスセンターで行われている1年毎の歯科検診と治療のデータを用いて歯種毎の生存分析を行い、歯の萌出から最初にう蝕にかかるまでの生存分析のシステムを確立すること

この研究の行われた場所・設定(Setting)　フィンランドの4市(Oulu、Turku、Kuopio、Kemi)

この論文の研究デザイン(Design)　後ろ向きコホート研究

この論文の概要 Summary

対象患者(patients)

保健センターに保管されている個人のファイルから、1960〜1963年にKemiで生まれた人と1970〜1971年および1980〜1981年にKemi以外の3市で生まれた人の口腔保健記録をランダムに選択したもの、もしくは全数を調査に用いた。それぞれの市で生まれ、生活している人を解析対象とした。18ヵ月以上間隔があいてしまった人は対象から除外している。

治療法(intervention)

対象者は市のヘルスセンターで、生まれてから19〜20歳までの期間に1年毎に歯科医師による定期検診と予防主体の治療を受けている。

主な治療、効果判定のための転帰(main outcome measures)

最初のう蝕罹患（WHOの基準に従い、象牙質に達するう蝕を充填することを決めた時点でう蝕とした）。

主な結果(main results)

1960年のコホートでは、歯が萌出した年の臼歯の罹患が極端に高かった（40〜75％）。1970年のコホートでは萌出直後の罹患が比較的高かったが、1960年のコホートと比較すると低かった。1980年のコホートでは萌出後3年間はう蝕の罹患が遅かったが、その後、第二小臼歯、第二大臼歯などのう蝕が急増した。

原著論文 Korhonen M, Käkilehto T, Larmas M. Tooth-by-tooth survival analysis of the first caries attack in different age cohorts and health centers in Finland. Acta Odontol Scand 2003;61(1):1-5.

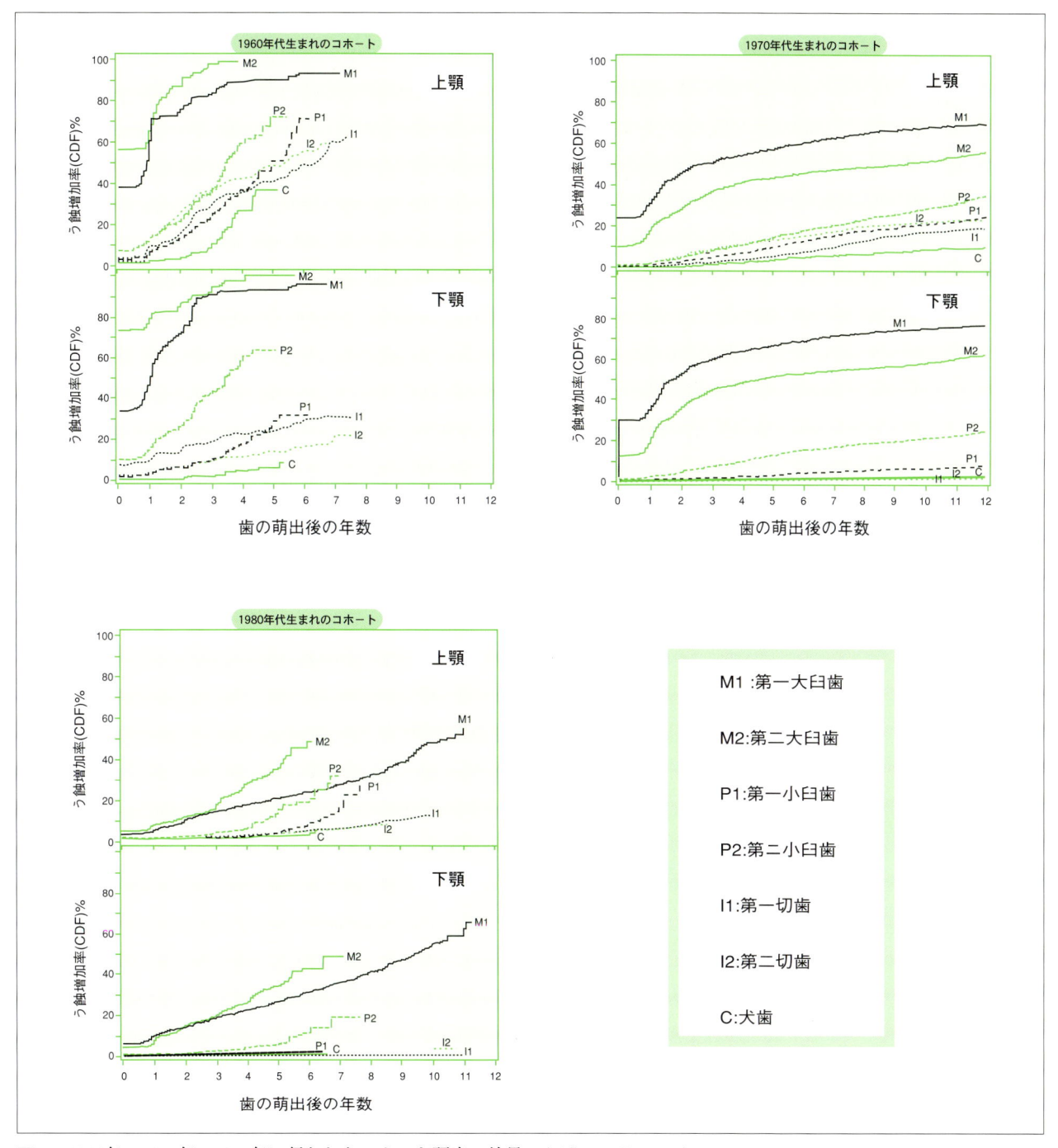

図1　1960年、1970年、1980年に行われたコホート研究の結果。（原著では図1〜3）

結論(conclusion)

フィンランドの3つの年代のコホートにおける歯種別のう蝕の罹患は大きく異なっており、1960年→1970年→1980年とう蝕罹患率が下がっている。1980年のコホートがもっとも低かったが、小臼歯や第二大臼歯ではう蝕が急増する時期が見られた（図1）。

第3部　構造化抄録

本論文の理解を助けるためのワンポイント
Commentary

　本研究の対象者は、生まれてから19～20歳までに1年毎の歯科医師による定期検診と予防主体の治療を受けているもので、定期検診を受けていない場合にはう蝕罹患はもっと高いのではないかと推測されます。もし、定期検診を受けていた者のみのう蝕のなりやすさを調べたいのであればこの方法でよいのですが、定期検診を受けられなかったものも含めた全体の傾向を調べたいのであれば、定期検診を受けられなかったものと定期検診を受けていたものの背景を調べて結果を推測していくことが必要でしょう。

　さらに、1960年コホートは1970年および1980年コホートとは調査地域が異なっていて、そのまま比較することは難しいかもしれません。地域によって、う蝕罹患率に差があれば、地域を無視して年代だけで比較はできないからです。

　図1を見ると、3つの年代のコホートにおける歯種別のう蝕の罹患は大きく異なり、1960年→1970年→1980年とう蝕罹患が下がっています。ところが1980年では下がったう蝕罹患を補うかのように小臼歯、第二大臼歯のう蝕が急激に増加しているようです。1970年、1980年コホートはう蝕予防プログラムの管理下の結果ですから、う蝕予防プログラムによってしっかり管理していても、う蝕の罹患が低い水準で押さえられるのではなく、歯種によっては、経時的にう蝕が増える可能性があることを示しています。今後のう蝕罹患の増加次第では、う蝕予防プログラムはただう蝕罹患を遅らせていただけであったということになるのかもしれません。

　以上のように本研究では、う蝕予防プログラムの管理下でも歯種ごとのう蝕罹患率は、時間の経過とともに上昇する可能性があることを示していました。歯科衛生士の立場からすれば、定期検診に来院された患者さんのスケーリング時に、う蝕を発見することは日常的によくあることではないでしょうか。そんなときに、う蝕が徐々に増えてくる歯種があらかじめわかっていれば、定期検診で特にそのキーとなる歯のチェックを重点的にすることが可能になります。

よくわかるEBM用語

■ 生存分析（生存曲線）→用語一覧参照

　ある事象（この場合う蝕）が発生するかどうか、また発生するまでにどれくらいの時間がかかるか、ということを同時に処理する統計的手法のことです。通常、横軸に時間経過（月、年など）、縦軸に病気の発生数をとります。病気の発生を書く場合、この研究のように時間と共に病気の発生数が増える右上がり曲線になります。癌研究などでは、逆に手術後の生存者数などを縦軸にとるので、時間と共に生存者数が減る、右下がり曲線になります。修復物の寿命などを研究した生存分析も右下がり曲線になります。

■ 後ろ向きコホート研究→用語一覧参照

　う蝕など疾患の発生後に、過去にさかのぼって（後ろ向きに）疾患に関連する要因の状況を調べ、その集団の追跡調査をする研究デザインです。

　なお、コホートとはある共通の性格を持つ集団のことで、この論文で1960年のコホートといえば、1960～1963年にKemiで生まれた人の集団を指します。

抄訳者　大山　篤／東京医科歯科大学 医歯学教育システム研究センター
島田達雄／鶴見大学歯学部 歯科矯正学講座

う蝕　21.知覚過敏

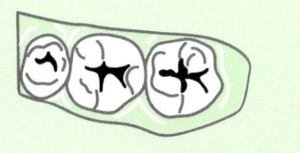

硝酸カリウム＋フッ化スズ＋フッ化ナトリウム配合歯磨剤は、象牙質知覚過敏症に効果があるか？

う蝕
21.知覚過敏

この論文のPECO
- **P：誰に** 象牙質知覚過敏症状を有する成人に
- **E：何をすると** 新しく試験的に作成された硝酸カリウム＋フッ化ナトリウム配合歯磨剤を使用すると
- **C：何と比較して** 市販の歯磨剤と比較して
- **O：どうなるか** 知覚過敏症状が軽減する

●**この論文の目的(Object)** 硝酸カリウム、フッ化スズとフッ化ナトリウム配合の新しく試験的に使用された歯磨剤の、象牙質知覚過敏症に対する効果を評価すること。つまり、市販されているColgate Triple Cool Stripe（フッ化ナトリウム配合のみで知覚過敏抑制効果のない歯磨剤）およびSensodyne F（塩化カリウム・フッ化ナトリウムとトリクロサンを含んでいる知覚過敏用歯磨剤）と、その新しい歯磨剤の効果を比較すること

●**この研究の行われた場所・設定(Setting)** 研究1：英国・マンチェスターのデンタルヘルスユニット
研究2：カナダ・オンタリオの医療機関

●**この論文の研究デザイン(Design)** 2つのランダム化比較試験（英国とカナダにおいて行われた）

この論文の概要 Summary

対象患者(patients)

英国の研究（研究1）では81人、カナダの研究（研究2）は105人の被検者の協力が得られた。両グループの被検者は18～70歳である。被検者はエアもしくは歯科用探針に対して知覚過敏症状を訴える臼歯以外の歯を2本以上有する。知覚過敏の症状がグループ間で同程度になるように2つのグループにふり分けた後、ランダムにいずれかの歯磨剤のグループに割り付けられた。

治療法(intervention)

1）試験群（研究1および2）

この実験のために試験的に作成された歯磨剤は2つに区切られたチューブからなり、使用時に混ぜ合わされると、5％硝酸カリウムと1,450ppmFのフッ化物（フッ化スズおよびフッ化ナトリウム）が供給される。

2）対照群

研究1では、知覚過敏抑制効果のない市販の歯磨剤であるColgate Triple Cool Stripe（1,450ppmFフッ化物のみ配合）を使用。

研究2では3.75％の塩化カリウム、

原著論文 Sowinski J, Ayad F, Petrone M, DeVizio W, Volpe A, Ellwood R, Davies R. Comparative investigations of the desentising efficacy of a new dentifrice. *J Clin Periodontol* 2001;28(11):1032-1036.

1,450ppmFのフッ化物（フッ化ナトリウム）、トリクロサンを配合した歯磨剤（Sensodyne F：カナダでは市販されていない）がコントロールとして使われた。3.75％塩化カリウムも象牙質知覚過敏症状を軽減させる効果があり、試験群での5％硝酸カリウムの効果と比較された。

主な治療、効果判定のための転帰(main outcome measures)

歯磨剤使用開始から8週間後の、以下の方法で誘発される知覚過敏症状。

1）接触刺激：Yeappleプローブ

露出した根面象牙質に対して垂直にプローブをあて、10gの力から始めて、50gまで10gごとに力を上げていく。患者が不快感を訴えた時点で終了とし、50gの刺激を不快と感じなかった場合は、知覚過敏はないと判定する。

2）エアブラストスコア（シッフ・スケール）

0＝歯あるいは被験者はエア刺激を感じない

1＝歯あるいは被験者はエア刺激を感じるが、刺激を継続できる

2＝歯あるいは被験者はエア刺激を感じると共に刺激の中止が必要か、あるいは刺激から身を離す

3＝歯あるいは被験者はエア刺激を痛み刺激ととらえ刺激の中止を望む

主な結果(main results)

研究1において、新しい試験用歯磨剤群は、8週間後には接触刺激に対して対照群に比較してより高い圧に耐えることができた（38.4g対19.0g、p＜0.001）。また、エアブラストスコアは、対照群と比較して8週間後には有意に減少した（0.83対1.76、P＜0.001）。

研究2において、8週間後には新しい試験用歯磨剤群が対照群より接触刺激に対して高い圧に耐えられた（43.7g対33.2g、p＜0.001）。また、エアブラストスコアも減少した（0.67対1.57、p＜0.001）。

結論(conclusion)

硝酸カリウム、フッ化スズ、フッ化ナトリウムを含んでいる新しい歯磨剤は、塩化カリウム、フッ化ナトリウム、トリクロサンを含む市販の歯磨剤、もしくはフッ化ナトリウムだけを含んでいる市販の歯磨剤よりも知覚過敏症状を軽減させることができる。

本論文の理解を助けるためのワンポイント
Commentary

知覚過敏症状は、成人の約8％から30％にまで見られるきわめて一般的な症状です。在宅における知覚過敏用の歯磨剤の使用はよく行われている治療法の1つです。国によっては専門家による知覚過敏用歯磨剤の処方は歯磨剤市場の10％以上を占めています。もっとも知覚過敏に効果があると認められている成分は、硝酸カリウムです。

この論文では2つの別々の研究が、2つの異なる国で実施され、かつ、2つの知覚過敏用歯磨剤が比較されています（5％硝酸カリウム対3.75％塩化カリウム）。それが1つの報告として発表されています。

本研究の弱点は盲検化されていないことです。試験用歯磨剤および対照群で用いた歯磨剤は外観を隠されていたとはいえ、試験用歯磨剤は2つの成分が個々のチューブから出てから混ざるようになっていましたが、対照群で用いた歯磨剤は単一ペーストでした。そして、研究1で対照群に用いられたColgate Triple Cool Stripeは3色を呈していました。研究に使用された歯磨剤のフレーバー、テクスチャー、色をそろえていなかったので、被検者個人の好みにより歯磨剤の使用頻度や量が異なった可能性もあります。

本研究からは、硝酸カリウムを含んだ2チューブ式の新しい歯磨剤および塩化カリウムを含んでいる市販の知覚過敏用歯磨剤は、知覚過敏症状を軽減させていることがわかりま

表1 研究1における8週間後のYeappleプローブによる接触刺激圧（g）の平均値の比較およびエアブラストスコアの平均値の比較（原著表1および表2を抄訳者改編）

	知覚過敏用歯磨剤 （試験群 n=41） 平均（標準偏差）	フッ化物配合歯磨剤 （対照群 n=40） 平均（標準偏差）	p値	平均値の差の95% 信頼区間
8週間後のYeappleプローブによる接触刺激圧（g）	38.4（9.8）	19.0（9.6）	<0.001	(15.12, 23.71)
エアブラストスコア	0.83（0.88）	1.76（0.86）	<0.001	(−1.32, −0.54)

表2 研究2における8週間後のYeappleプローブによる接触刺激圧（g）の平均値の比較およびエアブラストスコアの平均値の比較（原著表3および表4を抄訳者改編）

	知覚過敏用歯磨剤 （試験群 n=54） 平均（標準偏差）	フッ化物配合歯磨剤 （対照群 n=40） 平均（標準偏差）	p値	平均値の差の95% 信頼区間
8週間後のYeappleプローブによる接触刺激圧（g）	43.7（6.2）	33.2（7.1）	<0.001	(7.87, 13.06)
エアブラストスコア	0.67（0.64）	1.57（0.57）	<0.001	(−1.13, −0.67)

す。表中のp値が0.001より小さいことで、両群の計測値に統計的に意味のある差があることを示しています。例えば、表2の新しい知覚過敏用歯磨剤の結果では、接触刺激に対する圧に平均して43.7gまで耐えられることがわかります。ただし、論文中に「50gに達すれば知覚過敏の症状はないと判断した」という記述がありますので、統計的に意味のある差があったとしても43.7gでは「症状がまったくないとはいえない状態である」とも判断できます。また、平均値の差の95%信頼区間が示されていますが、これは2つの群の平均値の差が95%の確立でこの2つの数字の間になることを示しています。つまり、例えば表1の中でエアブラストスコアの両群平均値の差の95%信頼区間が（−1.32, −0.54）となっていますので、知覚過敏抑制効果がない従来の歯磨剤を使うよりスコアは1.32低くなる可能性も95%の確立でありますし、反対に「0.54の差しか出ない可能性も95%の確立で起こり得る」とも読み取れます。つまり、スコアにして1つも下がらない可能性が高いわけです。

日本では薬事法により歯磨剤に配合できるフッ化物の濃度が1,000ppmFを上限とされているため、本研究中の1,450ppmFフッ化物とは異なりますが、日本ではシュミテクト（アース製薬株式会社）や、ガム・デンタルジェルセンシティブ（サンスター）などが硝酸カリウムを配合した知覚過敏用歯磨剤として市販されています。

抄訳者 林田亜美子・星 佳芳・植松 宏*
／東京医科歯科大学大学院 医歯学総合研究科 老化制御学系専攻 口腔老化制御学講座 口腔老化制御学分野・*教授

第3部 構造化抄録

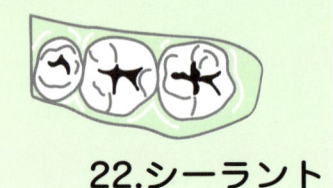

シーラントの種類によってう蝕予防効果に差があるか？

う蝕
22.シーラント

この論文のPECO
- P：誰に　7歳の子どもの第一大臼歯に
- E：何をすると　化学重合型レジンシーラントで裂溝封鎖すると
- C：何と比較して　グラスアイオノマーシーラントと比較して
- O：どうなるか　う蝕予防効果が認められた

この論文の目的(Object)　裂溝封鎖用に開発されたグラスアイオノマーシーラント（FujiⅢA）と化学重合型レジンシーラント（Delton）の保持率とう蝕予防効果の比較

この研究の行われた場所・設定(Setting)　シリアアラブ共和国・ダマスカス市のWHO口腔衛生地域・訓練・研究センター

この論文の研究デザイン(Design)　ランダム化比較試験（スプリットマウスデザイン）

この論文の概要 Summary

調査対象者(informant)

WHOセンター近隣小学校の2年生（7歳）で、封鎖に適した第一大臼歯が少なくとも一対ある179人の児童。

治療法(intervention)

訓練を受けた4人の歯科衛生士が、2人一組で集団を4回に分けてシーラント処置を行った。初期う蝕の裂溝と同様に健全歯の裂溝にもシーラント処置を行い、追跡調査において再度シーラント処置を施した歯はなかった。シーラントの保持に関する追跡調査は6ヵ月後、1年後、2年後、3年後に行った。

主な治療、効果判定のための転帰(main outcome measures)

3年後のう蝕発生率。

主な結果(main results)

シーラント材のタイプと3年後のう蝕発生歯数は表1に示すとおり。

表1　う蝕の発生歯数

	健全	う蝕
Delton	193	13
FujiⅢA	162	44

結論(conclusion)

3年後の追跡調査において、グラスアイオノマーシーラント（FujiⅢA）を用いた第一大臼歯は、レジンシーラント（Delton）を用いた場合よりもう蝕発生率は3.3倍高かった。

原著論文　Poulsen S, Beiruti N, Sadat N. A comparison of retention and the effect on caries of fissure sealing with a glass-ionomer and a resin-based sealant. Community Dent Oral Epidemiol 2001;29(4):298-301.

本論文の理解を助けるためのワンポイント
Commentary

179名の児童を参加させ、3年後の評価時に観察できた者は116名でした。つまり63名の児童は、3年目の評価時点では脱落していたことになります。脱落の理由については記載されていません。脱落者率の高さ（35％）は結果を歪めた可能性があるかもしれません。しかしながら、スプリットマウスデザイン、すなわち1人の児童の右と左の第一大臼歯で処置方法を変える方法をとっていますので、う蝕のリスクは同一個人では同じと考えられ、脱落率の高さを考慮しても、結果に大きな影響があったとは考えられません。仮に、脱落した63名が非常にう蝕のリスクが高く、すべてのシーラントからう蝕が発生したという最悪の事態を想定してみましょう。となると上顎の大臼歯では、FujiⅢAでう蝕発生が13名から76名に増加します。この場合でも、Deltonでシーラントした方が結果が良くなるという点は変わり

表2　3年後の各ペアのう蝕発生率（116名）（上下顎第一大臼歯のペアを、片方はFujiⅢA、もう片方はDeltonでシーラントしている。例えば上顎第一大臼歯のペアでは、FujiⅢAで健全であった96歯の場合、Deltonでは93歯が健全であり、3歯がう蝕だった。またFujiⅢAでう蝕がおきた13歯では、Deltonでシーラントした反対側第一大臼歯は11歯が健全で、2歯がう蝕が生じていたということを意味している）（原著では表3）

FujiⅢA	健全		う蝕		
Delton	健全	う蝕	健全	う蝕	相対リスク(95%信頼区間)
上顎第一大臼歯	93	3	11	2	2.60 (1.05;4.46)
下顎第一大臼歯	63	3	26	5	3.88 (1.98;7.57)
全歯	156	6	37	7	3.38 (1.98;5.79)

ません。このように最悪の事態でもどうなるかを考えることを「ワーストシナリオ」と言います。ワーストシナリオでも、結果が変わらなければ脱落者の問題はある程度解決したと見てもいいようです。3年後にグラスアイオノマーシーラントの90％が完全消失し、レジンでの完全消失は10％未満でした。シーラント材の保持力は、グラスアイオノマーシーラントがレジンシーラントよりも弱いことが読み取れます。シーラントが一部でも消失している歯のう蝕歯率を比較すると、ほぼ同じです（Delton;25％、FujiⅢA;22％）。シーラント処置によるう蝕抑制は、裂溝封鎖が完全であるかにかかっていますので、たとえレジン製品でも処置が不十分であれば効果は期待できないと言えます。この研究の追跡調査中には消失したシーラントの追加処置はなされなかったわけですが、定期的な検診時にシーラントの封鎖を確認し、必要に応じて追加処置を行えば、う蝕抑制効果が高いことは言うまでもありません。

抄訳者　長山和枝・渡辺　勝／わたなべ歯科(埼玉県春日部市)

第3部　構造化抄録

う蝕

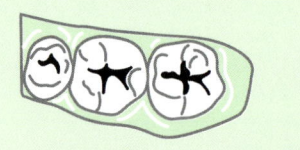

23. ホーソン効果

口腔衛生状態の不良な矯正患者に、ホーソン効果を利用して良好な結果を得ることができた

この論文のPECO
- **P：誰に**　口腔衛生状態の不良な、マルチブラケット装置装着矯正患者（14～18歳）40名に
- **E：何をすると**　ホーソン効果を利用した家庭でのブラッシング習慣の改善を図ると
- **C：何と比較して**　利用しない場合に比べ
- **O：どうなるか**　口腔衛生状態（プラークスコア）が改善された

- **●この論文の目的(Object)**　意図的にホーソン効果を生じるような方法を用いて、非協力的な矯正患者の家庭でのブラッシングを改善することが可能かどうかを調査研究する
- **●この研究の行われた場所・設定(Setting)**　米国・カンザス市立大学卒後研修矯正クリニック
- **●この論文の研究デザイン(Design)**　準ランダム化比較試験、一重盲検

この論文の概要 Summary

対象患者(patients)
上記矯正クリニックで、矯正レジデント2年目4名が担当患者各々10名を選択。14～18歳のマルチブラケット装置による矯正患者40名を、試験群と対照群に準ランダム割付（試験群：男性10名、女性10名、対照群：男性16名、女性4名（最終結果から性差はなし。p>0.05）、年齢分布など記載なし）。なお、選択基準は、
1) $\overline{3|3}$、$\overline{1|1}$ にブラケットが装着されている
2) 全身既往なし
3) 口腔衛生不良＝過去3ヵ月、全歯面の50％以上がプラークで覆われていた
4) $\overline{3|3}$ が完全萌出、不完全な場合は $\overline{1|1}$ で代用

である（原著では歯式はADA式）。

治療法(intervention)
試験群：新しい矯正用歯磨剤の効果判定試験への参加を告げられ、定期的な来院、研究の説明、研究への興味を尋ねられた（実際使用した歯磨剤は、regular Crest with fluoride, proctor & Gamble）。試験進行に伴う定期的な歯面染色と写真撮影を説明し、毎日2回2分間歯を磨くようタイマーを渡した。また来院毎に患者IDナンバー付きの"試験用"歯磨剤を渡した。

対照群：矯正治療についての説明以外特になし。データ収集は矯正治療に伴うものとして説明された。

主な治療、効果判定のための転帰(main outcome measures)
プラークスコア：$\overline{3|3}$ の6歯での歯

原著論文 Feil PH, Grauer JS, Gadbury-Amyot CC, Kula K, McCunniff MD. Intentional use of the hawthorne effect to improve oral hygiene compliance in orthodontic patients. J Dent Educ 2002;66(10):1129-1135.

面に対する染め出されたプラークの比（1|1は代用）、デジタルカメラによる標準的な口腔内写真から判断、3 2|、1|1および1|1、|2 3。

主な結果(main results)

試験開始時、3ヵ月後、6ヵ月後で評価。試験群は、3ヵ月後、6ヵ月後とも対照群より有意に低いプラークスコア（p<0.01）であり、開始時に比べ、3ヵ月後、6ヵ月後に有意に低いプラークスコア（p<0.01）であった（表1）。途中脱落者はそれぞれ1名であった（1名は矯正治療が終了し装置撤去、もう1名は心臓手術のため矯正装置撤去）。

結論(conclusion)

1）ホーソン効果は矯正患者の歯ブラシ協力度（プラークスコア）を改善した。
2）ホーソン効果は最低6ヵ月は患者の行動改善に効果がある。
3）ホーソン効果の利用は、術者に即効性効果を与えるものかもしれない。

表1　グループ間、グループ内の開始時に対する3ヵ月後、6ヵ月後の平均プラークスコア（%）を示す（原著では表2、一部改変）

グループ	開始時	3ヵ月（%）	6ヵ月（%）
実験群（n=19）	71±11.52	54±13.79	52±13.04
対照群（n=19）	74±11.46	78±12.18	79±10.76
グループ間有意差	なし	p<0.01	p<0.01

試験群内開始時対3ヵ月、開始時対6ヵ月 p<0.01

本論文の理解を助けるためのワンポイント
Commentary

非協力的な患者さんに、ブラッシング指導を行うことに頭を痛めている方は多いのではないでしょうか。この論文は、矯正治療中の口腔衛生状態の悪い患者さんに、心理学的な試験をしてみたところ良好な結果が得られたというものですが、矯正の患者さんに限らず、日常臨床で応用できる可能性があります。

タイトルに出てくる"ホーソン効果"とは何でしょうか。本文中にも解説されていますが、アメリカのWestern Electric CompanyのHawthorne工場で1924年から1932年にわたって行われた、"環境の変化が生産効率に及ぼす影響"の研究に基づいています。例えば、工場の明かりを明るくすると生産効率が上がるというものです。人は誰かに見られていると思うとがんばるということです。本論文では、「あなたは新しいブラッシング剤の効果判定試験への参加者です」とされただけで、以前より張り切って磨くようになりました、というものです。

さて、本論文の研究デザインは準ランダム化比較試験となっています。ランダム化比較試験とは、試験群、対照群を、乱数表などを使用しランダムに分けていく方法で、本研究では、最初に日常的な手用歯ブラシ使用か電動歯ブラシ使用かで分け、その後試験群か対照群かにランダムに割り付けしたり(手用歯ブラシ、電動歯ブラシ使用者数記載なし)、1組の3人姉妹について、3人一緒として分けたため、ランダム化に準じた、すなわち準ランダム化となっています。単一の研究ではランダム化比較試験は大変信用度の高い研究とされ、残念ながら本研究はそれよりは信用度が低いと見るのが妥当です。また、通常ランダム割付を行う場合、層別化といって、年齢や性別などが、試験群と対照群に均等になるように気をつけます。本研究では、試験結果から性差はなかったと言っていますが、最初の段階で2群が同じ集団であることは重要です。

本研究は6ヵ月と短く、判定基準としてプラークスコアを用いています。しかし、皆さんが本当に知りたいのは、試験群では対照群に比べてう蝕発生が少ないのか、ということ

第 3 部　構造化抄録

ではないでしょうか。ご存知の通り、う窩の形成には時間がかかるので試験期間が長くなりますし、プラークの集積がう窩の形成につながる可能性が考えられている現在、放置しておいてう窩の形成を見るのは倫理的に問題です。このように、本当はう蝕の発生を見たいのですが、代わりにプラークの集積で判定しようというものを、「真のエンドポイント（う蝕の発生）」と「代理のエンドポイント（プラークの集積）」といいます。とはいえ、歯のつるつる感として、患者さんがすぐに実感できる代理のエンドポイントも捨てた物ではありません。

さて、ホーソン効果には後日談があります。「工場を明るくしたから生産効率が上がった」のではなくて、「工場の脇で調査していたハーバード大学の大学院生が、若くてハンサムだったから、女性従業員が張り切っていたのではないか」というものです。非協力的な患者さんへの歯ブラシ指導は本当に大変ですが、たまには誉めてあげるということも大事かもしれません。この論文が皆さんの日常臨床での迷いの解決のヒントとなるでしょうか。

抄訳者　島田達雄／鶴見大学歯学部 歯科矯正学講座

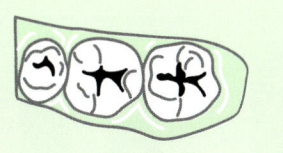

う蝕 24.プロバイオティックス

Lactobacillus rhamnosus GGを含有した低温殺菌牛乳の飲用は、う蝕の危険性を減らす効果がある

この論文のPECO

- **P：誰に** 1～6歳までの子どもが
- **E：何をすると** Lactobacillus rhamnosus GG を含んだ低温殺菌牛乳を飲み続けると
- **C：何と比較して** Lactobacillus rhamnosus GG を含んでいない低温殺菌牛乳を飲み続けた子どもと比較して
- **O：どうなるか** う蝕の危険性を減らすことができる

- ●**この論文の目的(Object)** 生きた Lactobacillus rhamnosus GG（以下、LGG）を加えられた牛乳を小児が飲み続けることによる、乳歯のう蝕予防効果を評価する。
- ●**この研究の行われた場所・設定(Setting)** フィンランド・ヘルシンキのデイケアセンター
- ●**この論文の研究デザイン(Design)** ランダム化比較試験

この論文の概要 Summary

対象患者(patients)

被験者は、ヘルシンキの18の地方の保育所から、社会経済的背景が似た594人の小児が選ばれた。小児は、1998年10月から1999年4月の期間、本研究に参加した。

治療法(intervention)

試験群：LGG菌株を含んだ牛乳が小児に与えられた。LGGは、ヨーグルト中の細菌と類似したプロバイオティックスである。

対照群：LGGが添加されていない牛乳を与えられた。

主な治療、効果判定のための転帰(main outcome measures)

う蝕リスクとして、以下のように定義された。

高いう蝕リスク：1本以上のう蝕があり、かつミュータンスレンサ球菌数が$10^5 CFU/m\ell$以上。

中等度のう蝕リスク：1本以上のう蝕があり、またはミュータンスレンサ球菌数が$10^5 CFU/m\ell$以上。

低いう蝕リスク：う蝕がないこと、ミュータンスレンサ球菌数が$10^5 CFU/m\ell$未満。

原著論文 Näse L, Hatakka K, Savilahti E, Saxelin M, Pönkä A, Poussa T, Korpela R, Meurman JH. Effect of long-term consumption of a probiotic bacterium, Lactobacillus rhamnosus GG, in milk on dental caries and caries risk in children. Caries Res 2001;35(6):412-420.

第3部　構造化抄録

主な結果(main results)

　試験群の小児では、低いう蝕リスク群の小児の比率が増加した。

　対照群での小児の間で、低いう蝕危険群の小児の比率が減少した。

結論（conclusion）

　LGGを含んでいる牛乳は、う蝕の危険度を減らした。

図1　3年齢群におけるLGG含有牛乳のう蝕抑制効果。試験群ではいずれの群でもリスクの低いものが増えたが、対照群ではかわらなかった（原著では図2）。

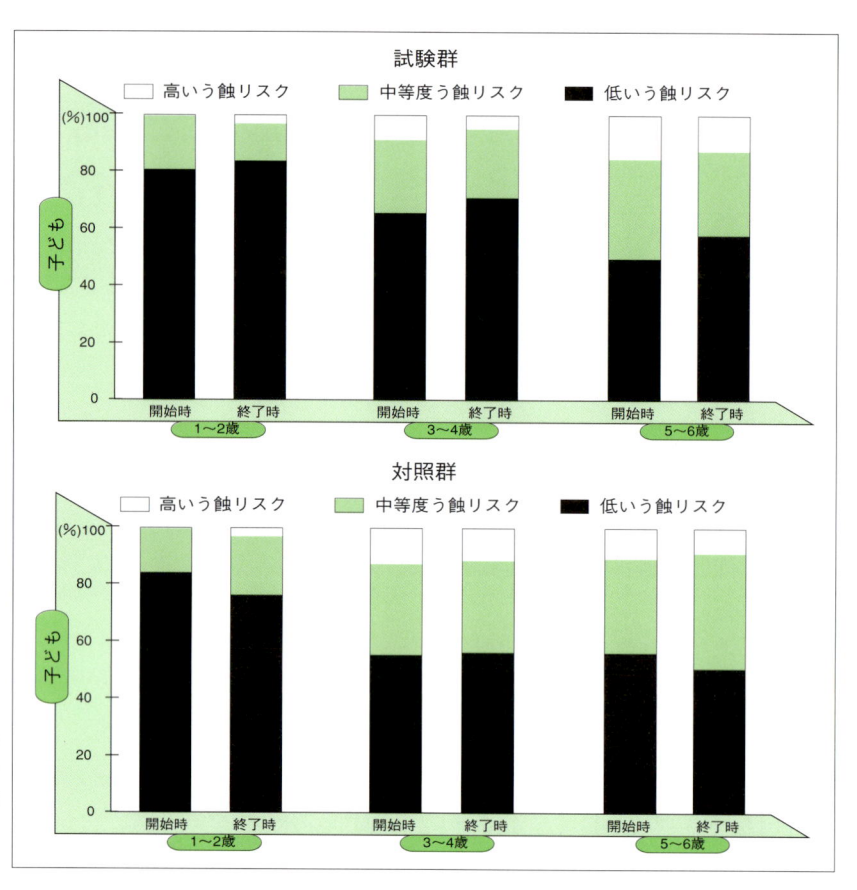

本論文の理解を助けるためのワンポイント
Commentary

　プロバイオティックスは、有害な細菌の生長を抑えることによって腸管の細菌叢のバランスを保つと考えられています。現在市場に出ているヨーグルトは、プロバイオティックスを含んでいるものも多くあります。プロバイオティックスの消費に伴い、消化吸収の改善、免疫力の増進、下痢の期間の減少、アレルギー症候の改善のような利点があることが示唆されています。

　本研究は、もとは胃腸と呼吸器感染でのプロバイオティックスの効果を研究するためにデザインされた研究ですが、1歳から6歳児のう蝕の影響についても同時に調査されました。医学と歯科の調査者との連携により、LGGの歯科用と全身的な効果の総合的なアセスメントを成功させました。

　本研究の強みとして、サンプル・サイズの大きさ（594人の小児）、小児も検査者も試験群でいたか、対照群でいたかどうか知らされていなかった（二重盲検）、ITT分析が実行されたことがあげられます。

　著者によって示されていますが、本研究の弱点は実施期間の短さがあげられます。7ヵ月という試験期間は、う蝕を診断するにはあまりにも短期間すぎると考えられます。このような短期間で形成されるう蝕は少なく、う蝕形成上でのLGGの効果を評価することは難しいことが予想されます。このように新しいう蝕の数を治療効果の判定としているという問題点があるため、研究上の「良い結果」の定義は、う蝕スコアとミュータンスレンサ球菌レベルの組

み合わせで定義されています。

この"living drug"プロバイオティックスは、予防医学の観点からも健康増進に有望です。体内に持っている菌の働きを利用するので、副作用の心配もなく安全です。LGGも安全性が高いことがこれまでの研究からわかっています。プロバイオティックスに関する研究がさらに発展し、歯科用疾患への影響を調べることが今後の課題となるでしょう。

なお、LGGを含んでいる牛乳は、フィンランドとイタリアで市販されています。日本でLGGを含んだ食品としては、タカナシLGGヨーグルト、タカナシLGGドリンクヨーグルトなどがあげられます。日本ではLGGを含んだ牛乳は現在市販されていません。

よくわかるEBM用語

■ intention-to-treat(ITT)分析 →用語一覧参照

無作為に対象者を「新しい治療」と「標準的治療」に割り付けたとします。このとき、対象者は副作用や治療効果によってA群：新しい治療を継続、B群：標準的治療に変更、C群：そのまま標準的治療を継続、D群：新しい治療に変更の4群に分かれてきます。

さまざまな理由でこの各群の割合は変わってきます。副作用などの不利な効果のために新しい治療の群より脱落するB群が増えると、A群とC群の比較のみでは一見して効果があったと誤って評価する危険があります。

ITT分析とは、対象者が実際に割り付けられた治療を完結したか、あるいは実際にはじめから受けたかどうかにかかわらず、当初割り付けた群にしたがって分析することです。つまりA＋Bの群に対してC＋Dの群を比較することで、新しい治療の実用的な価値を評価するものです。

抄訳者　林田亜美子・植松　宏[*]
／東京医科歯科大学大学院 医歯学総合研究科 老化制御学系専攻 口腔老化制御学講座 口腔老化制御学分野・[*]教授

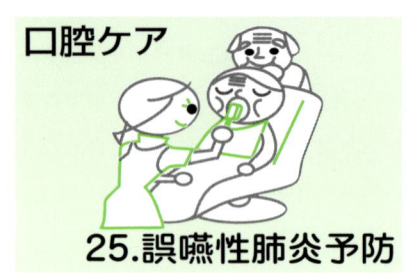

特別養護老人ホームにおける高齢者の口腔ケアは、誤嚥性肺炎を予防できるか？

口腔ケア
25.誤嚥性肺炎予防

この論文のPECO
- **P：誰に** 特別養護老人ホームに入所している高齢者に
- **E：何をすると** 介助者などによる専門的口腔ケアを行うと
- **C：何と比較して** 行わない場合と比較して
- **O：どうなるか** わずかだが誤嚥性肺炎が予防できる

- **●この論文の目的(Object)** 特別養護老人ホームにおける高齢者の誤嚥性肺炎予防に対する口腔ケアの効果を明らかにする
- **●この研究の行われた場所・設定(Setting)** 日本・特別養護老人ホーム11施設
- **●この論文の研究デザイン(Design)** ランダム化比較試験。口腔診察前に乱数表で試験群184名と対照群182名の2群に割り付けた

この論文の概要 Summary

対象患者(patients)
研究の期間中に肺炎以外で死亡した51人を除外した366名。平均年齢82歳、すべて日本人。

治療法(intervention)
試験群は、「施設介助者もしくは看護師による毎食後のブラッシングと1％ポピドンヨードによる含嗽、さらには週に1回の歯科医師もしくは歯科衛生士による専門的、機械的な口腔清掃」と規定した口腔ケアを2年間行った。

主な治療、効果判定のための転帰(main outcome measures)
37.8度以上の体温が7日以上あった場合を発熱発症者、新たな肺浸潤像がエックス線写真上で認められることならびに咳と37.8度以上の発熱や呼吸困難によって入院もしくは死亡した者を肺炎発症者として、肺炎によると考えられる発熱発症者数、肺炎発症者数、肺炎による死亡者数。

主な結果(main results)
発熱発症者数は試験群27名(15％)、対照群54名(29％)。肺炎発症者数は試験群21名(11％)、対照群34名(19％)。肺炎による死亡者数は試験群14名(7％)、対照群30名(16％)。著者らの解析では、発熱発症者数、肺炎発症者数、肺炎による死亡者数ともに、2群間で統計学的有意差があった(図1)。また、試験群に比較して対照群では、肺炎発症者数が1.64倍(相対リスク、95％信頼区間0.99－2.71)であった。

原著論文 Yoneyama T, Yoshida M, Ohrui T, Mukaiyama H, Okamoto H, Hoshiba K, Ihara S, Yanagisawa S, Ariumi S, Morita T, Mizuno Y, Ohsawa T, Akagawa Y, Hashimoto K, Sasaki H, Member of Oral Care Working Group. Oral care reduces pneumonia in older patients in nursing homes. J Am Geriatr Soc 2002;50(3):430-433.

結論(conclusion)

口腔ケアによる高齢者の肺炎予防効果の可能性は示唆されるが、その効果は小さかった。

図1 期間中の肺炎発症率。期間が長くなるにつれ、試験群と対照群の発症率の差が大きくなっていった（p＜0.05）（参考文献1より引用改変）。

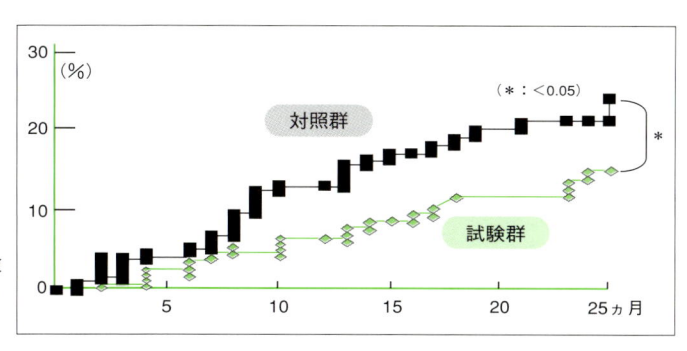

本論文の理解を助けるためのワンポイント
Commentary

高齢社会の到来と共に、近年、高齢者への口腔ケアの重要性が声高に論じられています。高齢者への口腔ケアは、良好な摂食嚥下機能の維持のみならず、人間の尊厳ある生活の質を守るという観点からも、私たち歯科医療従事者は真剣に取り組んでいかなければならないといえるでしょう。特にケアの担い手である歯科衛生士の皆さんには、身近なものとして捉えていただきたい大切な課題であると思います。

さて、ここで紹介する論文は、口腔ケアが誤嚥性肺炎を予防できるかどうかを検討した論文です。本論文は、綿密に計画され、研究機関も2年間にも及ぶなど、研究者たちの努力は多大なものであり、研究は高く評価されるものです。

まず本論文のアウトカムは、「発熱発症者数」、「肺炎発症者数」、「肺炎による死亡者数」の3つです。ここでは、この3つのうち「肺炎発症者数」に関して解説をしていきたいと思います。また、解説するに当たって、本論文の日本語文である米山ら[1]やインターネット上の資料[注]も参考にしました。

本論文の結果では、著者らの解析で肺炎発症者数は試験群と対照群の間に統計的な有意差があったとしています。しかし、高齢者の誤嚥性肺炎介入試験の系統的総説[2]によると、オッズ比1.74（95％信頼区間0.93-3.26、$p = 0.052$）となっており、統計学的有意差はなしとなっています。実際に2×2表として口腔ケア開始から肺炎までの期間を考慮せずに解析すると、相対リスク1.64（95％信頼区間0.99-2.71）、オッズ比1.79（95％信頼区間0.99-3.21、$p = 0.058$）となり、統計学的有意差は存在しません。2群間の効果の大きさを検討するため絶対リスク減少を計算すると、試験群の肺炎発症者数11％と対照群19％であり、その差は8％となります。NNTは14（95％信頼区間6-1079）であり、14人に口腔ケアを行うと1人の肺炎発症を予防できるという結果になります。この結果をみる限り、口腔ケアが誤嚥性肺炎の予防にエビデンスがあるとは、強く言うことはできないと考えられます。

さて、ではこの論文をどのように解釈すればいいのでしょうか。歯科衛生士の皆さんは、この8％の差のために口腔ケアの是非を問うのではなく、人間の尊厳ある生活の質を守るために口腔ケアは必須であり、さらに8％の誤嚥性肺炎を減少させる可能性があると理解し、本論文を活用されればよいのではないでしょうか。

参考文献

1. 米山武義, 吉田光由, 佐々木英忠, 橋本賢二, 三宅洋一郎, 向井美恵, 渡辺誠, 赤川安正. 要介護高齢者に対する口腔衛生の誤嚥性肺炎予防効果に関する研究. 日本歯科医学会誌 2001；20：58-68.
2. Loeb MB, Becker M, Eady A, Walker-Dilks C. Interventions to prevent aspiration pneumonia in older adults: a systematic review. J Am Geriatr Soc 2003;51(7):1018-1022.

注：本論文ならびに参考文献1の論文に記載されていませんが、「歯科田原医院のホームページhttp://homepage2.nifty.com/tahara~d-c/goenseihaien.html（平成15年7月31日アクセス）」に、対照群の記載があったので紹介します。「182人のお年寄りの何人かは自分だけでブラッシングをしており、彼らは口腔ケア良好群からはずされた。義歯装着者は、毎日入れ歯の清掃を行っていたが、残存歯や義歯の手入れに関してより入念な介護はなされなかった。」

抄訳者 湯浅秀道／東海産業医療団 中央病院 歯科口腔外科（愛知県東海市）

口腔ケア
26.誤嚥性肺炎予防

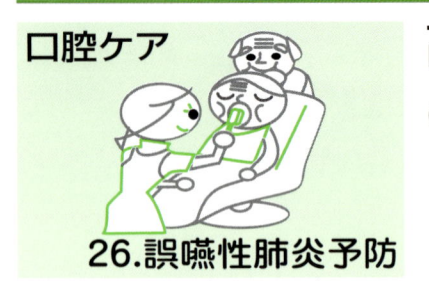

高齢者退役軍人における誤嚥性肺炎の歯科的リスクファクター

この論文のPECO
- P：誰に　高齢者（55歳以上）は
- E：何をすると　歯および口腔内要因（う蝕、歯周病、細菌学的要因など）が悪化した場合
- C：何と比較して　歯および口腔内環境（う蝕、歯周病、細菌学的要因など）が良い場合と比較して
- O：どうなるか　誤嚥性肺炎に罹患する可能性が高かった

- ●**この論文の目的(Object)**　高齢者の誤嚥性肺炎の医学的および歯科医学的リスクファクターを明らかにする
- ●**この研究の行われた場所・設定(Setting)**　米国・ミシガン州の退役軍人病院（老年科外来および病棟）と高齢者介護施設
- ●**この論文の研究デザイン(Design)**　前向きコホート研究*

この論文の概要 Summary

対象患者(patients)

55歳以上の米国人358人（その内50人が誤嚥性肺炎に罹患）。

治療法(intervention)

健康診断（現症、既往歴、投薬、運動機能、食事、嗜好、睡眠、口腔保健状態、口腔衛生状態、歯科受診状況）、病院データベース、歯科検診（う蝕、歯周病、残存歯、咀嚼能率、義歯）、細菌学的検査（唾液、咽頭粘膜、歯肉縁上および縁下プラーク）。

主な治療、効果判定のための転帰(main outcome measures)

誤嚥性肺炎の発症：誤嚥性肺炎の診断には以下の基準が用いられた。

胸膜液または膿胸の所見、胸部エックス線写真における浸潤物、呼吸器内科医による誤嚥性肺炎の診断、その他誤嚥性肺炎の臨床的症状（37.5度以上の発熱、明らかな誤嚥の観察、白血球数増加5,000cell/mm^{3}以上、主治医の肺炎診断、異常聴診音、肺炎に特徴的な発熱を伴う咳や痰の増加、呼吸困難、胸膜炎による痛み、胸膜液の細菌検査陽性所見）が認められた場合。

主な結果(main results)（表1）

以下の要因を有する対象者に、有意に誤嚥性肺炎が発症した。

1) 有歯顎者のみにおいて：
- 食事介助が必要な者（オッズ比=13.9、95%信頼区間3.2－60.8）
- 慢性閉塞性肺疾患罹患者（オッズ比=4.7、95%信頼区間1.6－14.3）

*前向きコホート研究：同一集団を現在から未来にむかって追跡していく研究。

原著論文 Terpenning MS, Taylor GW, Lopatin DE, Kerr CK, Dominguez BL, Loesche WJ. Aspiration pneumonia:Dental and oral risk factors in an older veteran population. J Am Geriatr Soc 2001;49:557-563.

表1　ロジスティック回帰分析による誤嚥性肺炎累積発症率の相関関係（原著では表4）

要因	有歯顎者のみ (n=220)				有歯顎者と無歯顎者すべて (n=358)			
	評価係数	標準誤差	p値	オッズ比 (95%信頼区間)	評価係数	標準誤差	p値	オッズ比 (95%信頼区間)
定数	−6.62	1.28	<0.001	NA	−2.56	0.26	<0.001	NA
食事介助が必要な者	2.63	0.75	<0.001	13.9 (3.2−60.8)	1.54	0.47	0.001	4.7 (1.9−11.6)
慢性閉塞性肺疾患罹患者	1.55	0.56	0.006	4.7 (1.6−14.3)	0.92	0.35	0.009	2.5 (1.3−5.0)
糖尿病罹患者	1.24	0.53	0.020	3.5 (1.2−9.8)	0.55	0.36	0.126	1.7 (0.9−3.5)
唾液中にS.aureusが検出された者	2.0	0.73	0.006	7.4 (1.8−30.5)	2.12	0.55	<0.001	8.3 (2.8−24.7)
プラーク中にP.gingivalisが検出された者	1.44	0.50	0.004	4.2 (1.6−11.3)				
う蝕が多い者†	0.19	0.07	0.007	1.2 (1.1−1.4)				
唾液中にS.sobrinusが検出された者	1.83	0.76	0.016	6.2 (1.4−27.5)				
機能歯数が多い者§	0.18	0.08	0.023	1.2 (1.02−1.4)				

P値　†う蝕数のオッズ比は、う蝕が多いほど大きくなる。　§機能歯数：咬合時に上下顎が接触する天然歯もしくは人工歯の咬合支持数　NA=適応しない

- 糖尿病罹患者（オッズ比=3.5、95%信頼区間1.2−9.8）
- う蝕が多い者（オッズ比=1.2、95%信頼区間1.1−1.4）
- 機能歯数が多い者（オッズ比=1.2、95%信頼区間1.02−1.4）
- 唾液内にS.sobrinusが検出された人（オッズ比=6.2、95%信頼区間1.4−27.5）
- 唾液内にS.aureusが検出された人（オッズ比=7.4、95%信頼区間1.8−30.5）
- プラーク内にP.gingivalisが検出された人（オッズ比=4.2 95%信頼区間1.6−11.3）

2）有歯顎者と無歯顎者すべてにおいて：
- 食事介助が必要な人（オッズ比=4.7、95%信頼区間1.9−11.6）
- 慢性閉塞性肺疾患罹患者（オッズ比=2.5、95%信頼区間1.3−5.0）
- 糖尿病罹患者（オッズ比=1.7、95%信頼区間0.9−3.5）
- 唾液内にS.aureusが検出された人（オッズ比=8.3、95%信頼区間2.8−24.7）

結論(conclusion)

う蝕や歯周病、そして口腔細菌などの口腔内要因は、誤嚥性肺炎におけるリスクファクターであると考えられる。

本論文の理解を助けるためのワンポイント Commentary

　本研究は、358人の対象者（55歳以上）を最長で9年間追跡した前向きコーホート研究です。肺炎を発症した50人と、発症しなかった308人について、年に一度の健康診断と口腔内診査、唾液検査によって、誤嚥性肺炎に対する生活習慣病、歯科的要因そして口腔細菌学的要因との関連を比較しています。その結果、口腔内要因と誤嚥性肺炎には、先述の「主な結果」に記載されている各要因について、有意な相関関係があることが示されました。それにより、私たちが担っている歯科的要因が、誤嚥性肺炎のリスクファクターである可能性が示されたのです。本研究結果で興味深いのは、有歯顎者のみを評価した場合よりも、有歯顎者＋無歯顎者で評価したデータのオッズ比が低い値を示していることです。これは残存歯数の多い方が、肺炎リスクが高いということを表しています。つまり歯があることによって、その周囲に付着するプラークが誤嚥性肺炎のリスクを高めている可能性が考えられます。誤嚥性肺炎予防には、そのリスクファクターであるう

蝕や歯周病、そしてその原因とされるプラーク細菌の減少を目的とした口腔ケアが、いかに重要であるかということが伺えます。しかしながら、本研究は観察研究であり、本研究結果から口腔ケアが誤嚥性肺炎を予防するということを断定することはできません。それを証明するためには、無作為に割り付けられた均等な2集団を設定し、その一方を口腔ケア試験群、他方を対照群として比較検討するランダム比較試験を行う必要があります。本研究に引き続き、今後はそうした介入研究により、口腔ケアと誤嚥性肺炎との関係はさらに明らかにされなければなりません。

本研究を評価する際に注意する点が2つ考えられます。第1点は、対象者の問題です。在宅の外来患者と入院患者、そして介護施設入居者らをすべて同じ集団として評価していますが、ある程度自立した高齢者であると考えられる在宅患者と、身体機能の低下した要介護高齢者である施設患者とでは、健康状態や口腔内衛生状態が異なっている可能性があります。対象者に元気な在宅患者が多ければ肺炎発症者は少なくなり、逆に要介護高齢者が多ければ、肺炎発症者は多くなることが考えられるのです。第2点は、結果におけるオッズ比の95％信頼区間です。有歯顎者のみの群における「食事介助の必要性」や「S.aureus、S.sobrinusの存在」のように95％信頼区間の幅が大きいものがあり、その値のばらつきなどが考えられます。研究の結果を評価する際には、こうしたバイアスを考慮したうえで、自分の現場、実際の臨床に生かす必要があります。

本研究により、歯科的要因が誤嚥性肺炎発症における重要なリスクファクターである可能性が示されました。私たちは歯科治療や口腔ケアが誤嚥性肺炎予防にどう関わり、どのような治療やケアがいかなる効果をもたらすのかなどについて、さらに研究を進める必要があります。今後の誤嚥性肺炎と歯科、口腔ケア関連の研究成果が期待されます。

抄訳者　阿部　修／平和歯科（東京都武蔵野市）

口腔ケア 27.誤嚥性肺炎予防

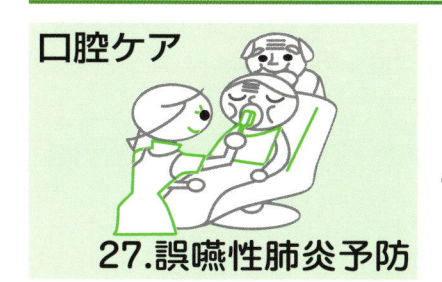

クロルヘキシジンによる含嗽は、ICU患者の人工呼吸器関連性肺炎を予防できるか？

この論文のPECO
- **P：誰に** ICUにおける人工呼吸器装着患者に対して
- **E：何をすると** 人工呼吸器離脱プログラムVentilator Weaning Protocolと１日２回の0.12％クロルヘキシジンによる洗浄を行った場合と
- **C：何と比較して** Ventilator Weaning Protocolとクロルヘキシジン洗浄を行わない場合と比較して
- **O：どうなるか** 人工呼吸器関連性肺炎の発症が少なかった

- **●この論文の目的(Object)** ICUにおける人工呼吸器装着患者の肺炎予防に、人工呼吸器離脱プロトコールVentilator Weaning Protocol(WP)と、クロルヘキシジン(CHX)による洗浄が有効であるかを調査した
- **●この研究の行われた場所・設定(Setting)** 米国・メリーランド州の老人病院
- **●この論文の研究デザイン(Design)** ランダム化比較試験

この論文の概要 Summary

●対象患者(patients)
ICU入室者で人工呼吸器を装着した患者（18歳以上の米国人95人、平均年齢69.2歳）。すでに肺炎に罹患していた患者および人工呼吸器装着後48時間以内に発症した肺炎は除外。

●治療法(intervention)
最初５ヵ月間はWPのみを実施（WP群）、その後の５ヵ月はWPと１日２回の0.12％CHX洗浄を実施（WP＋CHX群）した。対照群として、病院およびICUデータベースから本研究開始直前の５ヵ月間に発生した人工呼吸器関連性肺炎（Ventilator-associated pneumonia：以下VAP）患者を抽出した。

●主な治療、効果判定のための転帰(main outcome measures)
VAP罹患率、人工呼吸器装着期間、ICU入室期間、総入院期間、病院における死亡率について、群間比較を行った。

VAPの診断には、米国感染症予防センター（CDC）によるNational Nosocomial Infection Srveillance System（NNIS）の基準を採用。肺炎に罹患していない患者が、人工呼吸器装着後48時間以降に発症した肺炎をVAPとした。

原著論文 Genuit T, Bochicchio G, Napolitano LM, McCarter RJ, Roghman M-C. Prophylactic chlorhexidine oral rinse decreases ventilator-associated pneumonia in surgical ICU patients. Surg Infect (Larchmt). 2001;2(1):5-18.

●主な結果(main results)

10ヵ月の試験期間において、WP＋CHX群は、他の群に比較して有意にVAP罹患者数が少なく(p<0.05)、さらに人工呼吸器装着期間も短縮された(p<0.05、対照群に対してp<0.008)。

●結論(conclusion)

ICUにおけるVAP予防に、CHX洗浄は有効であると考えられた。

本論文の理解を助けるためのワンポイント
Commentary

VAPとは「肺炎に罹患していない患者さんが、人工呼吸器装着後48時間経過後に発症する肺炎」と定義されており、その死亡率は20〜50％とも報告されています。本研究はVAP予防にCHXが有効であるかを検証することを目的として、米国メリーランド州の老人病院ICUで約10ヵ月間にわたって実施された介入研究です。対象者はWP群、WP＋CHX群、そして対照群という3群に分けられていますが、研究期間中にICUにおけるすべての人工呼吸器装着患者を対象としたため、各群における対象者の均一化やランダム割付はなされていません。WPとは人工呼吸器離脱プロトコールで、早期抜管を目的としています。各群の対象者については、年齢や人種などの人口統計学的要因と、飲酒や喫煙、薬物の服用状況、HIV感染状況などのリスクファクター要因、そして高血圧や糖尿病の有無などの疾病罹患状況が調べられ、各群において統計学的に差がないことが確認されています。そのうえで各群における肺炎罹患率、人工呼吸器装着期間、ICU入室期間、総入院期間、VAP発症率、病院での死亡率について、Kruskal-Wallisテストにより群間比較されました。その結果、WP＋CHX群は他群に比較して有意にVAP罹患率が低く(図1)、人工呼吸器装着期間も短縮されました。疾患の重傷度の記載はありませんが、人工呼吸器装着期間と肺炎罹患との関係についても、Cox回帰分析により検討が行われています。それによるとWP＋CHX群がほかの2群と比較して有意に肺炎罹患を減少させ、特に人工呼吸器装着後25日以降に発症する後期VAPの予防に大きな役割を果たしている可能性が示唆されました。

本研究の介入内容ですが、タイトルからはCHXによる洗浄のみが行われたと連想されますが、実際にはWPが最初5ヵ月間に行われています(WP群)。そして次にそのWPに加えた形で1日2回の0.12%CHX洗浄が行われました(WP＋CHX群)。つまりWPは試験群の全員に行われましたが、対照群に行われたという記載はありません。対照群は、病院お

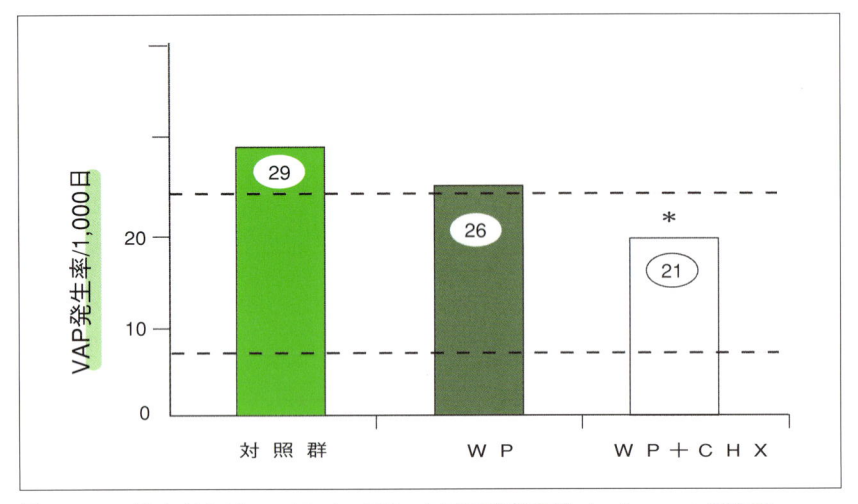

図1 VAP発症率(原著では図5)。WP=人工呼吸器離脱プロトコール実施群。WP＋CHX=WPおよびCHX洗浄実施群。データは平均値(人工呼吸器を装着した1,000日あたりのVAP発生率)。-----はNNISのICUにおける人工呼吸器装着患者院内肺炎発生率の10-90%を示す。*p<0.05(t検定)
(NNIS=National Nosocomial Infection Surveillance System semiannual report, December 1999 data with correction from 3/29/2000)

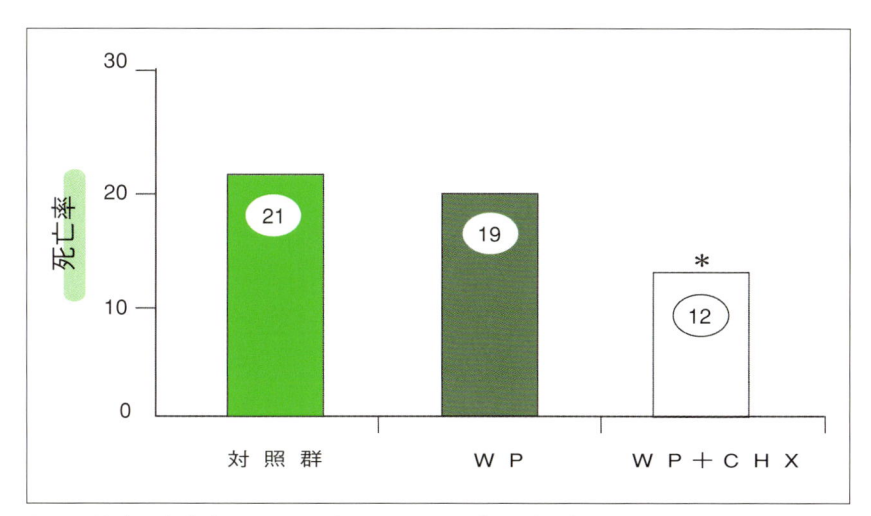

図2 院内死亡率(原著では図9)。WP=人工呼吸器離脱プロトコール実施群。WP+CHX=WPおよびCHX洗浄実施群。データは平均値(各群における全対象者中の割合)。*対照群と比較した場合に p<0.1(t検定)。

およびICUデータベースから本研究開始直前の5ヵ月間にVAPを発症した患者さんを後ろ向きに取り出したと記載されています。これはWPが本研究における介入として行われていることを鑑みても、対照群には行われなかったと考えられます。VAPは人工呼吸器装着期間との関係が示されており、装着期間が長ければ長いほど発症率が上昇すると考えられます。つまりWPによってその期間が短縮されれば、それだけでVAPのリスクは減少するため、本研究においては純粋にCHX洗浄がVAPを予防したのかどうかはわかりません。WP群よりもWP+CHX群が有意にVAPを予防したとして、CHXの効果を示唆しているのです。厳密には、WPをしないCHX洗浄のみの群を設定し、その群が対照群よりもVAPを予防したという結果が示されなければ、CHXがVAPを予防するとはいえないでしょう。さらに、論文のエンドポイントを考えると、本研究のエンドポイントは「CHXがVAPを予防するか」であると考えがちですが、それは代理エンドポイントであり、真のエンドポイントは「CHXがVAPによる死亡率を減少するか」なのです。論文中には病院での死亡率が示されています(図2)。これによると、WP+CHX群が他の群に比較して死亡率が減少傾向を示していますが、有意差は得られていません(p<0.1)。つまり先述のVAP予防効果と合わせると、本研究の段階では「0.12%CHXによる洗浄は、WPと共に実施されればVAP予防に有効であるが、VAPによる死亡率を減少させることはできない。つまりCHXはVAPに対して有効であるかどうかはわからない」というのが結論であると考えられます。ただし、死亡率を減少させる傾向は得られているため、今後サンプル数を増やした同様の研究により、CHXとVAPとの関係がさらに明確になるものと期待されます。

本研究により、0.12%CHX洗浄がVAP予防に有効である可能性が示唆されましたが、我国においては、過去に発生した重大な副作用の影響により、1985年以来CHXの粘膜使用は禁忌とされています。しかしながらそれ以前に認可された市販薬は、医薬部外品として現在においても購入可能であり、日本歯磨工業会は「歯磨、洗口剤、口中清涼剤への配合上限および希釈タイプ洗口液については、使用時濃度を0.05%未満とする」との見解を示しています。CHXの細菌に対する効果についてはさまざまな報告があり、海外においては有効な薬剤として多用されていますが、0.05%未満という濃度での使用が、本研究と同様の効果を示すかどうかは疑問視せざるを得ません。

結論としては、日本において、0.12%CHXを使用することはできません。現実的に、日本でCHXを臨床に活かすとするならば、医師の裁量権により、その全責任を負って使用するという、非常に厳しい現状にあります。

抄訳者 阿部 修／平和歯科(東京都武蔵野市)

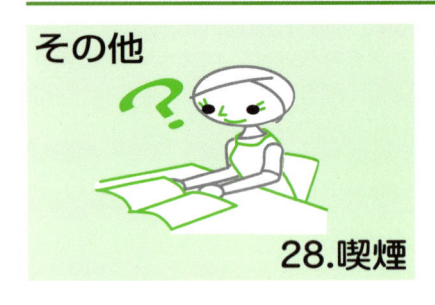

手術の前に禁煙を勧めることは意味があるだろうか？

その他 28. 喫煙

この論文のPECO
- P：誰に　平均年齢65歳のデンマーク人、股関節、膝の手術を受ける予定の喫煙者に
- E：何をすると　禁煙指導を行い、禁煙させると
- C：何と比較して　そのまま喫煙させるのと比べて
- O：どうなるか　術前6週間の禁煙で術後合併症が34％減少する

- **この論文の目的(Object)** 股関節、および膝の整形外科手術を受ける患者の術後合併症と喫煙の関係を調べた。禁煙は術後合併症を減少させるかを検討した
- **この研究の行われた場所・設定(Setting)** デンマークの3つの病院
- **この論文の研究デザイン(Design)** ランダム化比較試験

この論文の概要 Summary

対象患者(patients)
平均年齢65歳の股関節、もしくは膝の手術を受ける予定の喫煙者120名。デンマーク人。

治療法(intervention)
手術の6～8週間前に2群に割り付け。試験群は禁煙指導、カウンセリングなどを実施。禁煙モニタリングは呼気中の一酸化炭素濃度で測定。禁煙の状態により、禁煙成功者、50％程度減煙者に試験群を分ける。

主な治療、効果判定のための転帰(main outcome measures)
術後4週間の合併症。

主な結果(main results)
手術をキャンセルされた12名を解析から除外した。試験群52名、対照群56名であった。合併症の率は試験群18％、対照群52％であった。傷口の感染がもっとも差があった（試験群 対 対照群は、5％対31％、p=0.01）。心臓血管の合併症は、同0％対10％、p=0.08であった。再手術の率は同4％対15％、p=0.07であった。

退院までの日数は、試験群11日（7～55日）、対照群13日（8～65日）であった。

結論(conclusion)
手術前6～8週間に禁煙を開始することは、術後合併症の減少に有効である。

原著論文 Møller AM, Villebro N, Pedersen T, Tønnesen H. Effect of preoperative smoking intervention on postoperative complications: a randomised clinical trial. Lancet 2002;359(9301):114-117.

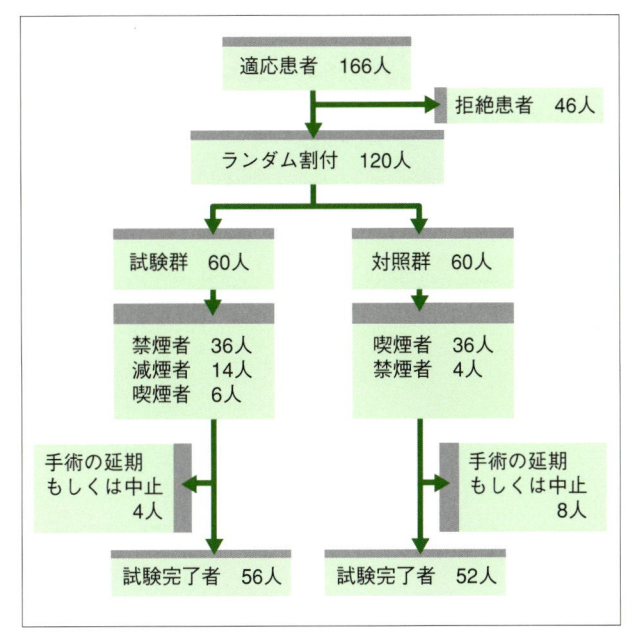

表1 喫煙者、減煙者、禁煙者の比較（原著では表3）

	喫煙者	減煙者	p*	禁煙者	p†
合併症					
傷の治癒不全	12（26%）	7（27%）	0.98	0	0.0004
その他	20（44%）	12（46%）	0.89	4（10%）	0.001

*禁煙者と喫煙者では有意差がある
†喫煙者では差は認められない

図1 本試験の流れ（原著では図1）。

本論文の理解を助けるためのワンポイント
Commentary

　従来、喫煙は歯周病のリスク因子ではあるが、予後因子であるかは不明でした。つまり喫煙をする人は歯周病になりやすいことはわかっていますが、歯周病になった人が禁煙をすることは、歯周病の治癒に重要なことかどうかは明瞭ではありませんでした。したがって、歯周外科を含む治療を進めるにあたって、禁煙を強く勧める明瞭なエビデンスは乏しかったと思います。この臨床試験は整形外科領域のものですが、6週間の禁煙が創傷の治癒に好影響を及ぼすことが明らかとなりました。歯周治療においても歯肉縁下への侵襲的な処置をするときには、参考にしてよい結果ではないかと思われます。歯科の論文でなくても、その背景を理解することにより、臨床に応用できるものは多いのです。

　ところでこの研究では、図1のように禁煙指導後に手術を中止、延期した者がいます。この人たちを解析評価から除外しています。研究に参加した人すべての患者さんの結果を検討するITT解析を行っているとは言いがたいところです。この研究では、試験群から手術中止により脱落した4例がすべて問題を生じていたと仮定しても結果に変わりはありません。したがって、ITT解析が不十分でも結果に問題はないことになります。臨床試験の論文を見るときには、研究開始時点に参加していた患者さんのすべての結果が解析されたかどうかが大切なポイントです。表1から減煙グループでは術後の合併症は減少していないこともわかります。減煙では効果がなく、禁煙で効果がより高いということが読みとれるわけです。

抄訳者　豊島義博／第一生命保険相互会社 日比谷診療所（東京都千代田区）

第3部　構造化抄録

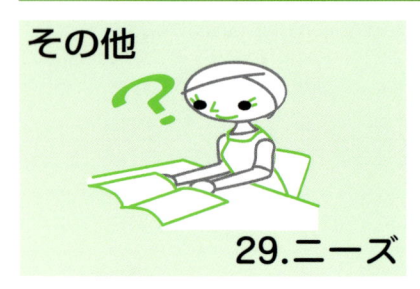

その他
29. ニーズ

高齢者は、医療機関にどのようなニーズを持っているのか？ 主治医に何を求めているのか？

この論文のPECO
- P：誰に　　北海道P町在住の高齢者に
- E：何をすると　フォーカスグループ・インタビューを行った
- C：何と比較して　（なし）
- O：どうなるか　かかりつけ医と専門医で求めるものが違うことが判明した

この論文の目的(Object) 高齢者における医療機関受療行動のメカニズムを調べる1つとして、高齢者が開業医や地域医療機関、高次医療機関にどのようなニーズを持っているのか、主治医に何を求めているのかを探索する

この研究の行われた場所・設定(Setting) 北海道P町（無床診療所、町立病院、大学病院含む大病院などさまざまな医療機関を受診できる地理的条件を有することを考慮して設定された）

この論文の研究デザイン(Design) 質的調査研究

この論文の概要 Summary

調査対象者(informants)
フォーカスグループ（インタビュー）が計4組実施され、延べ男性20人、女性21人の合計41人が参加。平均年齢は男性74.7歳、女性72.9歳。

調査(データ収集)方法(data collection)
参加者の相互作用を利用し、アンケートでは得られにくい潜在的ニーズを掘り起こすためにフォーカスグループ法が選択された。町内の開業医、老人福祉施設の看護師長、P町立病院の医師など、高齢者との接触が多い6人の協力者に調査概要を説明のうえ、参加者の紹介を依頼し参加者を選出した。インタビューガイドを作成し、開業医、町立病院、大病院、大学病院の4つの医療機関群に受診する際のメリット（利点や気に入っている点）とデメリット（不便、不満な点）について参加者へ質問した。同法（インタビュー）は計4組に実施した。

データ分析方法(data analysis)
1．分析プロセス
以下のプロセスによって行った。なお、3）以降の作業は、2人の調査者が合意形成を繰り返しながら行った。
1）録音されたインタビュー内容を文字化する「テープ起こし」を、

資料 瀬畠克之，杉澤廉晴，Fetters MD, et al. フォーカスグループをもちいた高齢者の医療機関および主治医への期待に関する質的調査．日本公衛誌　2002;49(2):114-125．

表1　抽出・採用されたテーマ（原著表2を引用）

	開業医	町立病院	大病院	大学病院
メリット	●（同じ医師による）継続した医療が受けられる ●町立病院との連携がある ●医療スタッフへの心のつながりを感じる ●自宅から近い ●（診療・投薬に対する）希望を考慮してもらえる ●待ち時間が少ない ●家族で受診できる	●自宅から近い ●人柄に惹かれる医師がいる ●開業医にはない診療科や医療機器がある ●緊急時の対応が可能	●設備が揃っている ●診療科が多い ●（救急から入院・外来まで）継続した医療が受けられる ●医療レベルが高く、重症疾患にも対応できる気がする ●専門医がいる	●高い技術と知識をもった権威がいるような気がする ●最先端の研究がなされている ●"最後の砦"としての期待感がある ●複数の医師による医療判断がなされているような気がする
デメリット	●対応できる疾患が限られていると感じる ●夜間・休日の緊急時のアクセスが悪い	●医師が頻繁に変わる ●対応できる疾患が限られていると感じる ●重症疾患には対応できない ●待ち時間が長い	●通院に係わるさまざまなコストがかかる	（抽出結果なし）
その他	●（開業医には）かからない	●（町立病院には）かからない	●通院範囲内である ●第三者の奨めがある	●第三者の奨めがある

抄訳者注：メリット、デメリット、その他の各テーマは上位ほど、情報として重い

非調査者が行う
2）調査者がビデオテープや録音テープを参照して、テープ起こしした記述の精度を確認しつつ修正する
3）発言の断片（フラグメント）化および編集を行う
4）類似したフラグメントをカテゴリーとしてまとめ、テーマをつけるコーディング作業を行う
5）本研究用に考えられた基準に従ってテーマの重み付けを行う

2．妥当性を高める工夫
　分析が、調査者の主観にとらわれ著しく偏った解釈がなされぬよう、調査開始前にあらかじめ調査内容にかかわる自分の経験や価値観などを調査者間で話し合った（パーソナル・イベントリー）。

調査終了後、フォーカスグループで抽出されたデータの考察を補完する目的と調査対象者自身にデータ解釈の妥当性を評価してもらう目的で、フォローアップアンケートを参加者全員に行った。

主な結果（main results）
　4つの医療機関群ごとに高齢者が感じるメリットやデメリットが抽出された（表1）。

結論（conclusion）
　患者が医療に求めるニーズはさまざまであるが、医療機関の種類によって、ニーズを使い分けている可能性が示唆された。
　自宅に近接した利便性のよい医療機関（主に開業医）に通院する患者の場合、主治医とのコミュニケーションのとりやすさとしての「心のつながり」を重視しながらも「適切な専門医へ紹介できる能力」を求めていた。大病院での専門性に対する信頼感の裏には、主治医との個人的関係よりも医療機器や複数の診療科に対する期待がより強いことが予想された。これらの結果およびフォローアップアンケートの結果を参考にしたところ、主治医に対する診療能力としては全般的に「総合的な診療能力」よりも「専門的な診療」や「適切な専門医へ紹介できる能力」を期待し、パーソナリティとしては「わかりやすく説明する能力（話し手としての能力）」よりも「話をじっくり聞いてくれること（聞き手としての能力）」を期待する傾向があることが推測された。

本論文の理解を助けるためのワンポイント
Commentary

　質的調査研究には、もともと標準的なプロセスというものはなく、データ収集方法や分析方法の自由度が大きいのが特長です。また、無作為抽出（ランダム・サンプリング）が行われることは稀であり、調査研究の目的にふさわしい対象者の基準（クライテリア）を明確にし、その基準に基づき対象者を選出（リクルート）する理論的（合目的的）サンプリングが行われます。したがって、質的調査研究の妥当性や質を量的調査研究と同じ基準で吟味することはできません。こうした背景を考慮し、本研究では妥当性を高めるさまざまなくふうや努力がなされていることが参考となります。特に重要と思われるくふうは、調査開始前にあらかじめ調査内容にかかわる自分の経験や価値観などを調査者間で話し合った2名の調査者が、合意をとりながら分析を行ったり、調査参加者へフォローアップアンケート行うことによって分析結果の妥当性をチェックしたり考察を補完したりする点です。

　本研究のデータ収集方法であるフォーカスグループ法は、参加者同志の相互作用を利用しつつ自発的な発言を引き出し、潜在化するニーズを掘り起こすことができる調査であるという特長をもちます。本研究でもアンケートを用いた先行研究では得られていなかったさまざまなニーズが存在することが明らかになったり、先行研究では抽象的で漠然としたレベルで留まっていたニーズの一部が具体的なものとして抽出されたことは興味深いといえます。

　質的研究は、医療現場の課題を見極めるのに、非常に有望な研究手段と考えられ、今後多くの報告が出てくるでしょう。歯科医療の枠にとらわれず、プライマリケア医療全体の質的研究論文にアンテナを張っておくと、日常臨床の問題を考えるうえで思わぬヒントを得られることがあります。

抄訳者　佐々木　健／北海道苫小牧保健所

その他　29.ニーズ

よくわかるEBM用語

佐々木　健
北海道苫小牧保健所

■ 質的調査研究 →用語一覧参照

　質的調査研究は、日常生活の中で起こるさまざまなでき事を人々がどのように捉えているかを、当事者や研究者の主観を利用して解釈しようとするアプローチです。例えば、我々は日常、人の話を聴いたり人の行為を見たりして理解、発見したり、学びを得ることが多いですが、そのときに必ずしも数量的な方法をとりません。仮にとったとしても数値化することによって決定的に失われるものがあり、それこそがかえって重要な情報と思われることも少なくありません。このように従来から我々が無意識的にではありますが、経験的に実践してきた理解や発見の方法を研究方法として捉え直し、方法論として体系化し、理論と実践のギャップ埋めていこうというものが質的調査研究であるといえます。

　質的調査研究の背景にある理論や方法は、多種多様で自由度が大きく応用範囲も広いため、研究プロセスを簡潔に説明することは困難を極めます。ただし、大まかにいうと直接観察や面接（個人面接、フォーカスグループ法等）、文献や諸記録（会話や行動を録音したテープや録画したビデオテープ）によりデータを収集し、研究対象としている現象の全体像、時間的な順序といったものを大切にしながら分析・考察し記述していくプロセスをたどります。適切な質的調査研究によって発見、理解された概念や理論は「現実に密着している」という特徴をもち、理想的な場合には「現場や当事者にとって役に立つ」ものとなるはずです。また比較的未知の事象を探索的に調べ新たな仮説を形成するうえでも、質的調査研究は力を発揮します。質的調査研究は、ときに量的調査研究と対立するものとして捉えられてしまうこともあるようですが、相互補完的なものとみて利用すべきでしょう。一般論として、質的調査研究と量的調査研究の優劣を議論することは無意味であり、研究対象や研究疑問（リサーチクエスチョン）の性質に基づいて適切な方法を選択して使用すべき問題なのです。

■ フォーカスグループ法 →用語一覧参照

　フォーカスグループ法とは、定性ニーズなど質的データを収集する方法の1つであり、ある1つのテーマに向けて焦点を絞り込まれた、非常に組織化された集団討議と定義されます。フォーカスグループ・インタビューあるいはグループ・インタビューと称されることも多いです。

　討議するテーマに相応しい対象者として6～10名程度の人々が集められ、司会者が提供する質問について自由に話し合ってもらいます。グループダイナミクスが適切に働くと、ほかの人の発言に触発される形で個々のインタビューよりも本音や普段無意識的に考えていたことなどが引き出されるため、調査側が思いもかけなかった反応や否定的意見も出やすいです。設定したテーマに対する参加者の理解、感情、受け止め方、考えなどを深く理解するには優れた方法ですが、問題点として、自分の意見を表明しにくい人がいたり、発言力の強い人の影響でグループ全体の反応が左右される可能性があることがあげられます。適用にあたっては、
①対象者の選定は無作為ではなく、テーマに相応しい人たちから募集する（理論的または合目的サンプリング）
②量的な情報でなく質的な情報を収集するのが目的
③結論を出したり決定をすることが目的ではない
　などに留意する必要があります。

111

第3部 構造化抄録

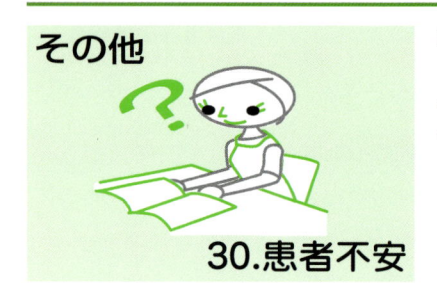

その他
30. 患者不安

音楽は小児患者の痛み、不安、非協力的行動の減少に有効か？

この論文のPECO
- P：誰に　米国の大学病院小児歯科通院中で、両側の下顎臼歯部の修復治療を必要とする小児に
- E：何をすると　アップビート音楽やリラックス音楽を聞かせて治療を行っても
- C：何と比較して　音楽を聞かせないで治療を行う場合と比べて
- O：どうなるか　痛み、不安や非協力的行動に違いがあるとはいえなかった

この論文の目的(Object) 小児歯科治療で、音楽が恐怖心や痛み、治療を妨げる行動を抑制することができるかどうかを調査する

この研究の行われた場所・設定(Setting) 米国・オハイオ州立大学Columbus Children's Hospitall

この論文の研究デザイン(Design) 非ランダム化比較研究（年齢、性別のバランスが取れるように3群に分けている。ランダムには割り付けられていない）

この論文の概要 Summary

対象患者(patients)
局所麻酔下で下顎両側臼歯部の修復を必要とする4〜6歳の小児45人。年齢、性別でマッチングし、アップビート音楽群、リラックス音楽群、音楽を聞かせない群の3つに分けた。

治療法(intervention)
1回目の来院では、全員に音楽なしで下顎臼歯部の治療を行った。治療中に、治療前の小児の不安の状況についてのModified Corah Anxiety Scale questionnaire*を親に書いてもらった。小児本人には、治療の前と後で、不安を測るVenham's Picture Test*、心拍数測定を行い、治療後にVAS*で痛みを表現してもらった。さらに術中のビデオ映像から、North Calolina Behavior Rating Scale*を用いて非協力的行動を数えた。

---

*Modified Corah Anxiety Scale questionnaire：歯科医院における子どもの不安に関する態度を親が答える質問紙調査のことで、4項目をそれぞれ1〜5点で評価し、不安が高いほど得点が高くなる

*Venham's Picture Test：驚いたり、怖がったりという感情を表す8組の子どもの漫画から構成され、子どもが自分の感情を反映している絵を選ぶことにより1〜8点までの点数を与えるもの。心拍数は、いやなでき事があっても認知的に対処できる人では心拍数は上がりにくいとされている。

*VAS：Visual Analogue Scaleの略語。痛みの評価尺度の1つで、Maxwell（1978年）によって創設されたもの。10cmの線に、考えられうる最高の痛みを「10」、痛みなしを「0」としてその線上に痛みの程度を示してもらう方法。

*North Calolina Behavior Rating Scale：子どもをビデオで撮影し、泣いたり、手足を動かすなどの非協力的行動がみられる時間を、全治療時間に対する割合（％）で表したもの。

原著論文 Aitken JC, Wilson S, Coury D, Moursi AM. The effect of music distraction on pain, anxiety and behavior in pediatric dental patients. Pediatr Dent 2002;24(2):114-118.

表1　VASによる痛みの評価（原著表3を改変）

	アップビート音楽	リラックス音楽	音楽なし	F値	p値
初回来院時	37.2±4.4	58.5±38.7	28.2±34.0	2.838	0.07
2回目来院時	29.4±32.5	28.8±35.7	40.0±41.9	0.436	0.649

2回目の来院ではあらかじめ分けた3群について、反対側の下顎臼歯部の治療を行い、前記と同様の測定を行った。

治療はすべて同じ術者とアシスタントが行った。必要があれば通法に従い、Tell-Show-Do法やボイスコントロールを行った。

主な治療、効果判定のための転帰(main outcome measures)

親： Modified Corah Anxiety Scale questionnaire

患児：Venham's Picture Test、心拍数、VAS、North Calolina Behavior Rating Scale

主な結果(main results)

各群において、2回目の来院時に測定したどの測定項目にも有意差は見られなかった（表1）。

結論(conclusion)

小児患者の修復治療において、音楽は痛み、不安、非協力的行動を減らすのに有効ではなかった。

本論文の理解を助けるためのワンポイント Commentary

小児や恐怖心が強い患者さんに歯科治療をリラックスして受けてもらうことは非常に困難だ、ということは、日常的に経験されていることでしょう。本研究は皆さんにとっても大変興味深い研究ではないかと思われます。しかし、残念ながら本研究のデザイン上の欠点として、

①来院患者から小児患者を選択した方法の記載が少ない

②グループ分けの方法も、性別、年齢でマッチング（年齢、性別のバランスが取れるように3群に分けている。ランダムに割り付けられていない）を行ったこと以外には詳述されていない

③グループ毎の患者背景がはっきりしない

ということがあげられます。詳しく書いていないということは、厳しい見方をすれば自分の都合いいデータが得られるように研究を設定しているのではないかと思われても仕方がないということです。特に、アップビート音楽、リラックス音楽、音楽なしの各群の研究開始時の患者背景や、結果に影響を与えそうな要因について、詳細に表に示されていることが望まれます。

以上のように、本研究は、研究対象の集め方や各音楽群への割付方法の詳細が不明なため、研究対象となった患者集団の特性がわかりにくく、ほかの集団に同じ介入をした場合に得られる結果が予測しにくい状況です。各群で、研究開始時の重要な要因に差があるようなら、結果を単純に比較してはいけません。

本研究のように評価項目が多い研究は、結果に差が見られそうな評価項目を探っていく探索的研究です。評価を多くすると偶然によい結果、あるいは悪い結果が得られることがあるので、探索的研究から得られた結果には検証が必要です。検証がなければ再現性が不明なため、臨床応用することができません。検証的研究では、評価項目を主要なものだけに絞り込んで、あらかじめサンプルサイズ（対象者数）を推定してから研究を行います。

さて、本研究の結果はかなりばらついていて、サンプルサイズ（対象者数）も事前に計算されておらず、十分な対象者数を確保できていなかった可能性があります。そのため、本研究結果を平均値だけで判断する

ことは非常に危険であると言わざるを得ません。特にVASスケールは、痛みの評価方法としてはよく用いられているものではありますが、この年代の子どものデータの信頼性、妥当性はよく検討されなければなりません。

結局、音楽を聞かせることで小児患者の痛み、不安や非協力的行動に違いがあるとは言えなかったのですが、子どもたちは音楽を聞くのを大変楽しみに来院していたというコメントがあり、音楽をうまく使うことが来院の動機付けになったり、治療を待っている間の気分転換にはなるかもしれません。このことにも検証は必要ですが、応用例として待合室に音楽を流すことがあげられます。

臨床応用を考えるときに重要なことは、患者さんにとって有益性が有害性を上回るかどうかですが、ハードロックならまだしも、待合室に音楽を流すことが患者さんの恐怖心をあおるとか、患者さんにとって有害な作用があるわけではないので、このようなサービスは比較的実施しやすいといえます。

抄訳者　大山　篤／東京医科歯科大学 医歯学教育システム研究センター
島田達雄／鶴見大学歯学部 歯科矯正学講座

その他　31.患者不安

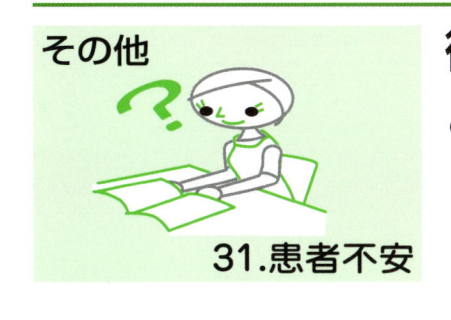

その他　31.患者不安

術者が患者の不安レベルを熟知すると、患者の不安がやわらぐ

この論文のPECO
- **P：誰に**　英国で歯科治療に不安を感じている患者に
- **E：何をすると**　質問紙調査で不安度を測定して歯科医師に知らせてから歯科治療を行うと
- **C：何と比較して**　知らせずに歯科治療を行った場合と比べて
- **O：どうなるか**　治療後の患者の不安レベルが減少した

この論文の目的(Object)　治療前の患者不安レベルを歯科医師があらかじめ知っておくことによって、患者の不安を和らげることができるかを調査する

この研究の行われた場所・設定(Setting)　英国・北ウェールズの8つの歯科診療所

この論文の研究デザイン(Design)　ランダム化比較試験

この論文の概要 Summary

対象患者(patients)
18歳以上の初診患者で、インフォームドコンセントが得られた者に対してModified Dental Anxiety Scale(MDAS)*を行い、スコア5以上の項目があったり、トータルスコアが25点中19点以上になった者。

治療法(intervention)
対象者に対し、封筒法にてランダム割付を行った。試験群は診療に入る前に歯科医師にMDAS*を手渡し、対照群は渡さなかった。対象者は両群とも治療前後に待合室でSpielberger State Anxiety Inventory for state anxiety (STAI-S)*を記入した。

主な治療、効果判定のための転帰(main outcome measures)
STAI-Sの変化。

主な結果(main results)
291名がMDASを記入し、123名が対象者となった。STAI-Sを完全に記入しなかった者が4名(試験群3名、対照群1名)いたため、60名の試験群、59名の対照群となった。研究開始時の2群間で、年齢、MDAS、治療前のSTAI-Sに有意差は見られなかった。

治療前後でのSTAI-Sの変化は試験群では4.1±0.54(95%信頼区間3.1-5.1)、対照群では1.9±0.49(95%信頼区間0.8-3.0)であった(表1)。

---

*MDAS：ある歯科治療に関する患者の不安を5項目の質問で調査する方法。それぞれの質問項目の点数は1～5点
*STAI-S：6項目からなり、その時々の状態不安を測定する。それぞれの質問項目の点数は1～4点

原著論文　*Dailey Y-M, Humphris GM, Lennon MA. Reducing patients' state anxiety in general dental practice: a randomized controlled trial. J Dent Res 2002; 81(5):319-322.*

第3部　構造化抄録

結論(conclusion)

治療前に高い不安レベルにある患者は、歯科医師にそのことを伝えることによって、不安レベルを減少させることができる。

表1　研究開始時と治療後のSTAI-Sの変化
（原著では表2）

	平均値	標準誤差	95%信頼区間	n
試験群	4.1	0.54	3.1 – 5.1	60
対照群	1.9	0.49	0.8 – 3.0	59

共分散分析*：P＜0.0001

本論文の理解を助けるためのワンポイント
Commentary

この研究では、研究開始前に対象者数が計算されていて、事前によく計画された研究であることがわかります。しかし、実施の段階ではMDAS記入者数は記載があるものの、MDAS記入を依頼した人数の記載がありません。そのため、MDASを記入しなかった人数が多かったり、MDASを記入してくれた人とMDASを記入してくれなかった人との背景があまりに違っていたりするのならば、特殊な集団を対象にMDASを行ったこととなり、ほかの集団にこの研究結果を利用できない可能性があります。また、MDASの記入が完全でなかった4名を解析からは除外しています。この研究は脱落者を除外していますので、薬や治療法などの真の有効性を知ろうとするOn treatment解析が行われました。

本研究では、脱落者4名のSTAI-Sの得点が不明なら、感度分析も行って4名のSTAI-Sの得点変化が全体の結果に与える影響も考慮する必要があったと考えられます。研究開始時と治療後のSTAI-Sの変化を見ると、試験群、対照群の95%信頼区間がまったく重ならないので、明らかな差があるように見えますが、術者や治療内容の違いなどが結果に影響した可能性もあり、結果に影響するような患者背景を表に示しておくべきであったと考えられます。

そもそも質問紙調査の場合、信頼性や妥当性の問題はつきもので、結果の解釈も必ずしも因果を示すものではありません。本研究の試験群で患者さんの不安が減少した理由は不明確で、患者さんが治療に対する恐怖心があることを申告したことで安心したのか、患者さんが治療に対して不安があることを歯科医師が知って対応を変えたために安心したのかは不明です。

患者さんの不安が減少した理由はともかく、実際の臨床においては歯科治療に恐怖心を感じる患者さんは意外と多いものです。質問紙に記入した結果を歯科医師に見せるというプロセスを経ることで患者さんが安心するのであれば、この方法は患者さんにとって大きなメリットとなるでしょう。

患者さんを安心させるために日本で同様の質問紙調査を行うとすれば、患者さんに質問紙を渡して書いてもらって、回収するのは歯科衛生士の役割でしょう。また、歯科衛生士として、患者さんとのコミュニケーションを図っていくうえでも、事前に不安レベルを知っておくことは大きな意義があると思われます。

*共分散分析：多変量解析の一つであり、交絡因子を調整する方法。

抄訳者　大山　篤／東京医科歯科大学 医歯学教育システム研究センター
島田達雄／鶴見大学歯学部 歯科矯正学講座

その他 32.薬剤

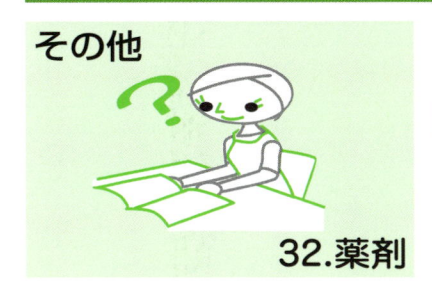

下顎第三大臼歯抜去後の歯槽骨炎予防に、クロルヘキシジンによる洗口とクラブラン酸カリウム・アモキシシリン服用は有効である

この論文のPECO
- **P：誰に** 下顎第三大臼歯抜去を予定する患者に
- **E：何をすると** 0.2%クロルヘキシジン(CHX)による洗口に加えて、クラブラン酸カリウム・アモキシシリン*の内服を行うと
- **C：何と比較して** 何も投与しない場合、および0.2%CHXによる洗口のみと比較して
- **O：どうなるか** 術後の歯槽骨炎発症は有意に抑制される

- **この論文の目的(Object)** 0.2%CHXによる洗口に加え、クラブラン酸カリウム・アモキシシリンを内服させる予防法が、下顎第三大臼歯抜去後の歯槽骨炎発症抑制に有効か否かを明らかにする
- **この研究の行われた場所・設定(Setting)** トルコ・アンカラ大学で下顎第三大臼歯抜歯を行った患者
- **この論文の研究デザイン(Design)** ランダム化比較試験

この論文の概要 Summary

対象患者(patients)
全身状態が良好な平均年齢24歳の患者で、下顎第三大臼歯の抜歯を予定する177人を対象とした(女性：95人、男性：82人)。智歯周囲炎を合併している患者、他の抗生剤を服用している患者、および何らかの炎症所見が認められる患者は除外した。対象は3群(グループ1、2、3)にランダム割付した。

治療法(intervention)
グループ1(n=62)では、抜歯直前に0.2%CHX15mlで30秒間洗口を行い、術中にも0.2%CHX15mlにより創部の洗浄を行った。術後は7日間、1日2回の割合で0.2%CHXにより同様の洗口を行った。グループ2(n=56)はグループ1と同様の方法で0.2%CHXによる洗口および洗浄を行い、さらに、術後5日間クラブラン酸カリウム・アモキシシリンを1日2回服用させた。グループ3(n=59)は対照群として、グループ1と同様の処置を生食で行った。

局所麻酔にはエピネフリン0.012mg/mlを含有するアーティカイン40mg/mlを使用し、抜歯は十分な臨床経験のある口腔外科医2人が行った。術後の鎮痛にはパラセタモール(アセトアミノフェン)500mgを処方した。

---

*クラブラン酸カリウム・アモキシシリン：アモキシシリンとクラブラン酸(βラクタマーゼ阻害剤)の合剤で、複合ペニシリン製剤

原著論文 Delilbasi C, Saracoglu U, Keskin A. Effects of 0.2% chlorhexidine gluconate and amoxicillin plus clavulanic acid on the prevention of alveolar osteitis following mandibular third molar extractions. Oral Surg Oral Med Oral Pathol Oral Radiol Endod 2002 ;94(3):301-304.

主な治療、効果判定のための転帰(main outcome measures)

第三大臼歯抜去後3日あるいは7日後の歯槽骨炎の有無。歯槽骨炎の正確な定義はないため、患者がパラセタモールを服用しても疼痛の緩和が得られないと訴え、骨の露出あるいは壊死性残屑が存在する場合を歯槽骨炎と診断した。

主な結果(main results)

性別、年齢、喫煙、抜去歯の埋伏の程度、外科的侵襲の大きさ（骨削除や切除範囲など）、縫合数、および抜歯に要した時間のすべてにおいて3群間で統計学的有意差は認められなかった（表1）。骨性埋伏は全体の58.2％であった。歯槽骨炎の発症頻度はグループ1：20.9％、グループ2：8.9％、そしてグループ3：23.7％であった。統計学的にはグループ1とグループ2、およびグループ2とグループ3の間でそれぞれ有意差が認められた（p=0.001）。抜去歯の埋伏の程度、外科的侵襲の大きさと歯槽骨炎の発症には統計学的に有意な関連は認められなかった。CHXによる有害作用として、着色、味覚変化、CHXの味の悪さ、などが認められた。

表1　リスクファクターと歯槽骨炎の発生頻度（原著では表3）

	グループ1	グループ2	グループ3
縫合数（平均）	4.2	4.1	3.9
手術時間（分）	9.2	8.9	8.6
対照数	62	56	59
歯槽骨炎発生数	13	5	14

結論(conclusion)

0.2％CHXによる洗口に加えて、クラブラン酸カリウム・アモキシシリンを内服させた場合は、歯槽骨炎の発症頻度を有意に低下させることが示された。術後の抗生剤投与は抜歯後の歯槽骨炎を抑制する効果があるものと予測される。

本論文の理解を助けるためのワンポイント
Commentary

耐性菌発生などの有害作用や医療費増大などの観点から、抗生剤の使用は世界的に抑制される傾向にあります。この流れを受け、埋伏智歯抜歯後の歯槽骨炎予防を目的とした抗生剤投与についても、本当に必要かどうか見直しが行われるようになってきました。本研究もその一つで、抜歯後にCHXによる消毒のみを行った場合と、それに加えて抗生剤を投与した場合の歯槽骨炎の発症頻度について検討したものです。

しかし残念なことに、この研究にはいくつかの問題点があります。

第1の問題点は、論文の著者も考察中に指摘しているように、抗生剤のみの投与群を設定しなかったことです。このため、歯槽骨炎発生の抑制効果が、薬物内服によるものか、あるいは薬物内服に加えて0.2％CHXによる洗口を行ったために得られたものかが十分に明らかではありません。

第2は抗生剤内服によるプラセボ効果を考慮していないことです。歯槽骨炎があるかどうかは患者さんによる疼痛の申告を判断基準としていますので、術後に薬を内服したという行為によりプラセボ効果がもたらされ、その結果、疼痛の申告が少なくなったという可能性が否定できません。このため、グループ1および3でも、偽薬（プラセボ）を内服させる必要があったといえます。

本論文の著者が述べている結論を肯定し、臨床に適応するためには、

今後の研究により以上の問題点を明らかにする必要があります。さらに、そのうえで抗生剤投与による耐性菌発生、あるいは過敏症や消化器症状などの有害作用が、抗生剤投与による歯槽骨炎発症抑制という利益よりも、頻度が低いことを示す必要もあります。

また、本研究では抗生剤を5日間術後投与していますが、現在では予防的抗生剤投与の原則は術前投与です。耐性菌の発生を抑制するという観点から、最近は術前1回投与が勧められることが多くなっており、本研究の抗生剤投与方法についても再検討する必要があるといえます。

以上により、残念ながら本研究の結果をそのまま臨床応用するのは難しく、今後の研究が必要といえます。

抄訳者　大渡凡人
／東京医科歯科大学大学院 医歯学総合研究科 老化制御学系専攻 口腔老化制御学講座 口腔老化制御学分野

その他 33.薬剤

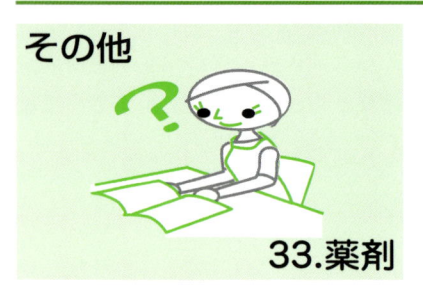

下顎枝矢状分割法による骨切り術の感染予防を目的とした抗生剤投与は、術前1回でよい

この論文のPECO
P：誰に　下顎枝矢状分割法による骨切り術を受ける、平均年齢29.9歳のオランダ人70人（男性18人、女性52人）
E：何をすると　術後の感染予防を目的として抗生剤（クリンダマイシン600mg）を術前1回のみ投与と
C：何と比較して　術前1回に加えて術後24時間に4回投与した場合とを比較すると
O：どうなるか　術後感染発生率に有意差はない

- **この論文の目的（Object）**　予防的抗生剤投与として、クリンダマイシン600mgを術前に1回投与する方法と、さらに術後24時間で600mgを4回投与する方法が、両側下顎枝矢状分割法による骨切り術後の感染発生に差をもたらすかどうかを検討する
- **この研究の行われた場所・設定（Setting）**　オランダ・アムステルダム大学で両側の下顎枝矢状分割法による骨切り術を予定した患者
- **この論文の研究デザイン（Design）**　ランダム化比較試験

この論文の概要 Summary

対象患者（patients）
対象の年齢は19〜54歳（平均年齢29.9歳）で、両側下顎枝矢状分割法による骨切り術を予定した70人（男性18人、女性52人）。ただし、
1）治療前2週間に抗生剤を使用した
2）クリンダマイシン過敏症
3）活動性の炎症所見がある
4）同時に下顎以外の部位の手術を予定している
5）免疫能低下をもたらす重篤な全身的疾患を合併する

のいずれかに該当する場合は対象から除外した。対象はクリンダマイシンを術前1回投与する群（以下1回投与群）と、術前1回および術後4回投与する群（以下4回投与群）にランダムに割り付けした。

治療法（intervention）
全患者に対し、手術開始15分前にクリンダマイシン600mgを経静脈的に投与した。その後、1回投与群の

原著論文 Lindeboom JAH, Baas EM, Kroon FH. Prophylactic single-dose administration of 600 mg clindamycin versus 4-time administration of 600 mg clindamycin in orthognathic surgery: A prospective randomized study in bilateral mandibular sagittal ramus osteotomies. Oral Surg Oral Med Oral Pathol Oral Radiol Endod 2003;95(2):145-149.

その他　33.薬剤

患者は生食を、4回投与群の患者はクリンダマイシンを6時間ごとに24時間投与した。抗生剤以外にステロイド（ベタメサゾン）8mgを術前に、4mgを術後に投与し、その後、3日間で徐々に減量した。創部は術前、骨切り術後、および創閉鎖前に生食で十分に洗浄した。

術後2週間は、クロルヘキシジン0.12％で洗口を行った。また、術前・術後にかけて歯科衛生士が口腔衛生状態を可能な限り良好に維持した。入院期間中は毎日診察を行い、退院後は1、2、4週間後と3ヵ月後に検査を行った。

主な治療、効果判定のための転帰(main outcome measures)

術後感染の有無：術後感染の基準として、
1) 疼痛、圧痛、局所的な腫張、発赤、あるいは熱発（38.5度以上）を伴う膿性分泌物が認められる場合
2) 初期の浮腫がいったん消退した後に、腫張が発現し、疼痛、不快感、硬結、あるいは熱発（38.5度以上）を伴う場合

と定義した。創部感染が認められた場合は培養とグラム染色を行った。

主な結果(main results)

2群間の年齢、性別および手術時間に有意差は認められなかった。70人中3人に術後感染が認められた。うち2人は1回投与群で、1人は4回投与群であった。しかし、感染発生率において群間に統計学的有意差は認められなかった（p>0.3244）（表1）。3人の手術時間はすべて2時間以内であった。感染症例にはアモキシシリン500mgを1日4回、5日間投与した。腫張は極めて迅速に消退し、追加的な治療を必要としなかった。

表1　クリンダマイシン600mg 1回投与群と4回投与群の感染率（原著では表）。感染の発生率は全体に低く、70人のうち3人、すなわち4.3％。うち2人は1回投与群で、2人は4回投与群。この3人の手術時間はすべて2時間以内であった（手術時間が長いと感染が発生しやすいことが知られている）

抗生剤投与方法 (n=70)	1回投与群 (n=35)	4回投与群 (n=35)
感染あり	5.6%	2.8%
感染なし	94.4%	97.3%

p=0.3244

結論(conclusion)

正常な免疫能を有する患者の下顎枝矢状分割法による骨切り術においては、クリンダマイシン術前1回投与により、術後感染の発生は十分に抑制される。

本論文の理解を助けるためのワンポイント
Commentary

まず、本研究を理解するうえで必要な知識を確認しましょう。

①クリンダマイシンとは、リンコマイシン系に分類される抗生剤の1つです。②下顎枝矢状分割法とは、上顎に対して下顎が前方に突出している、いわゆる下顎前突症に対してもっとも多く行われる口腔外科手術の方法です（Obwegeser-Dal Pont法ともいいます）。③感染予防を目的とした抗生剤投与は、術前に行わなければ効果がないといわれています（我国では術後に行われるケースが多いようです）。④最近では、抗生剤による耐性菌発生、過敏症などの有害作用、および医療費増大がクローズアップされ、抗生剤消費量の抑制が求められています。

次に本研究の問題点について考えてみると、術後感染の発生率が低いにもかかわらずサンプルサイズが小さく、研究デザインが適切か、さらに抗炎症作用のあるステロイドの影響を評価する必要はないのか、など

があげられます。

　以上をふまえたうえで、本研究の結果について考えてみましょう。本研究は先述した③、④の観点から、術後の抗生剤投与が下顎枝矢状分割法による骨切り術後の感染予防に役に立っているかどうかを検討したものです。もし、術後投与の有無で感染の発生率が変わらなければ、術後投与は必要なく、抗生剤の総投与量を減らすことが可能になり、④の観点から望ましい結果といえます。結論は感染の発生率に有意差はなく、術前1回の抗生剤投与で十分というものでした。

　では、一般歯科臨床ではこの結果をどう活かせばよいのでしょうか？ここでは抜歯と対比させて考えてみましょう。

　本論文でも述べられているように、一般に骨切り術では術後に抗生剤が投与されます。しかし、本研究の結果からは、術後の抗生剤投与は必要ないということになります。一方、我国ではほとんどの抜歯症例で術後に抗生剤が投与されています。骨切り術と抜歯を同列に扱うことはできませんが、前者は後者に比べてはるかに侵襲が大きく、骨切り術で術後抗生剤投与が必要なければ、通常抜歯ではその必要性はさらに低いのではないかと予測できます。実際に、抜歯後感染の発生率は術前1回投与でも術後3日間投与でも差はなかったという報告があります。日頃、ルーチンに行っている抜歯後の抗生剤投与が本当に有効なのかどうか、単にリスク（上記④）を高めているだけではないか、についてもう一度検討してみる必要があります。本研究はこのような疑問を提起してくれるという点で意味があるといえます。

抄訳者　大渡凡人
／東京医科歯科大学大学院 医歯学総合研究科 老化制御学系専攻 口腔老化制御学講座 口腔老化制御学分野

その他　34.薬剤

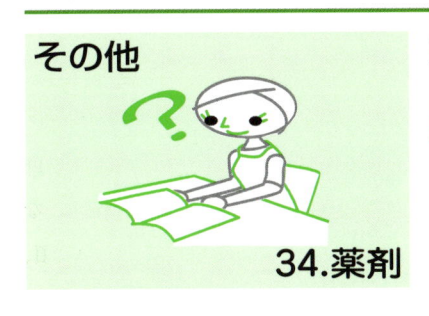

非ステロイド系鎮痛剤（NSAIDs）と膀胱癌のリスク

その他　34.薬剤

この論文のPECO
- **P：誰に**　米国・カリフォルニア州ロサンゼルスの非アジア系住民で
- **E：何をすると**　非ステロイド系鎮痛剤（NSAIDs）を常用している者は
- **C：何と比較して**　常用していない者に比べて
- **O：どうなるか**　膀胱癌発症が減少するかもしれない

この論文の目的(Object)　非ステロイド系鎮痛剤（NSAIDs）の常用と膀胱癌の関連を調査すること

この研究の行われた場所・設定(Setting)　米国・カリフォルニア州ロサンゼルスでの地域癌登録内で、1987年1月1日から1996年4月30日の間に組織学的に膀胱癌と診断された非アジア系膀胱癌患者を抽出した

この論文の研究デザイン(Design)　症例対照研究

この論文の概要 Summary

対象患者(patients)
地域癌登録から抽出された25〜74歳の非アジア系膀胱癌患者2,098人のうち、死亡および衰弱患者、協力を拒否された患者、マッチングできなかった患者を除いた1,582人。性別、年齢、人種についてマッチングを行い、それぞれの患者に対応した同数の対照者が近隣地域から選ばれた。

治療法(intervention)
患者が膀胱癌と診断される2年前までさかのぼり、患者および対照における非ステロイド系鎮痛剤（NSAIDs）の使用状況を調査した。

77銘柄の非ステロイド系鎮痛剤（NSAIDs）の写真つきリストを用意して面接を行い、使用していた種類や使用状況について質問した。これらの鎮痛剤を今まで20回以上使用したことがなければ非服用者、1週間に2回以上の割合で1ヵ月以上使用していれば常用者、それ以外は不定期服用者とした。

主な治療、効果判定のための転帰(main outcome measures)
非服用者・不定期服用者に対する常用者の膀胱癌の発症リスクをオッズ比（膀胱癌が起こる確率pと起こらない確率(1−p)の比を症例と対象で比較したもの）で示した。

主な結果(main results)
条件付きロジスティック回帰モデルで他のリスク因子を統計的に調整した結果、鎮痛剤の常用は膀胱癌の

原著論文 *Castelao JE, Yuan J-M, Gago-Dominguez M, Yu MC, Ross RK. Non-steroidal anti-inflammatory drugs and bladder cancer prevention. Br J Cancer 2000;82(7):1364-1369.*

リスクの増加と関連がなく、むしろやや減少していた（オッズ比0.8、95％信頼区間0.68 – 0.96）。鎮痛剤の種類と膀胱癌リスクの関連の強さと方向は、明らかに異なっており、フェナセチンは用量依存性があったが、アセトアミノフェンは関連がなかった。ピラゾロン系を除く非ステロイド系抗炎症薬（NSAIDs）は負の関連があった。

なお、症例群では対照群に比べて教育レベルが低かったため、すべてのオッズ比は教育レベルで調整している。

結論(conclusion)

大規模な症例対照研究の結果、NSAIDsの長期連用は、むしろ膀胱癌の予防効果を示す可能性が示唆された。

表1　非ステロイド系鎮痛剤常用による膀胱癌のリスク

鎮痛剤の分類	オッズ比	95％信頼区間
アスピリン	0.88	(0.70 – 1.12)
他のサリチル酸系	0.81	(0.45 – 1.45)
酢酸系○	0.54	(0.31 – 0.94)
プロピオン酸系○	0.70	(0.49 – 0.99)
オキシカム	0.92	(0.42 – 2.02)
ピラゾロン系	2.03	(0.68 – 6.07)

抄訳者注：○＝95％信頼区間が1をまたいでいないので、減少の効果ありと判断できる。

本論文の理解を助けるためのワンポイント
Commentary

鎮痛剤の発癌性については多くの研究がなされています。フェナセチンは長期使用時の腎毒性と発癌性が疑われ、合剤としてセデスG、サリドンなどにも含まれていました。日本では2001年4月19日付けで厚生労働省よりそれらの鎮痛剤の出荷停止措置がとられたため、現在購入することは不可能となってはいますが、ストックしたものを服用している患者さんがいる可能性は否定できません。本症例対照研究でも、フェナセチンと膀胱癌との関連には用量依存性が認められました。

本研究ではボルタレン、ロキソニンをはじめとする非ステロイド系抗鎮痛剤（NSAIDs）の長期連用では発癌性と負の関連が見られ、膀胱癌になりにくい結果となりました。しかし同じ研究者グループの研究では、鎮痛剤を長期的に使用すると腎細胞癌が起こる可能性を強く示唆しているものもあって、鎮痛剤と発癌性との関連はすべての器官に共通のものではないとも考えられます。

歯科治療では鎮痛剤を長期連用する場面は少ないのですが、他の疾患で鎮痛剤を長期連用している患者さんが一般歯科を受診する可能性があります。例えば、関節リウマチなどの患者さんは鎮痛剤を常用していて、通常鎮痛剤を処方する場面では、患者さんの鎮痛剤の服用状況などをよく確認する必要があるでしょう。高齢者の歯科受診者では、これらの基礎疾患、服薬状況についてつねに気をとめておく必要があります。

日本ではいくつかの鎮痛剤の合剤もよく使われていて、有害事象（副作用）を調査する場合にも、それぞれの成分の影響がわかりにくい状況にあるのが現状です。

抄訳者　大山　篤／東京医科歯科大学　医歯学教育システム研究センター
島田達雄／鶴見大学歯学部　歯科矯正学講座

その他　35.薬剤

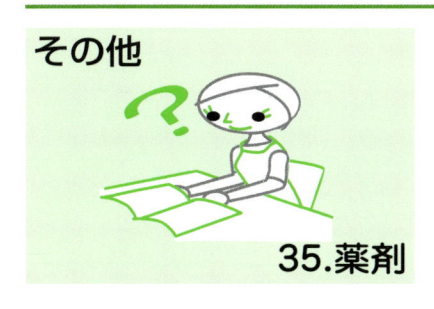

その他 35.薬剤
抜歯時にアスピリン服用は中止すべきか？

この論文のPECO
- **P：誰に** イスラエルでアスピリン100mg／日を常用しており、抜歯を中心とする口腔外科手術が予定されている患者に
- **E：何をすると** 手術前後にアスピリンを中止しないで口腔外科手術を行う場合と
- **C：何と比較して** アスピリンを中止して口腔外科手術を行う場合を比べると
- **O：どうなるか** 50ml以上の出血を起こした人数や平均出血時間に差があるとはいえなかった

この論文の目的(Object) 低用量アスピリン常用患者の抜歯を行う際、アスピリン療法の継続が術中・術後の出血に影響するか、調査すること
この研究の行われた場所・設定(Setting) イスラエル・Rambam Medical Center
この論文の研究デザイン(Design) ランダム化比較試験

この論文の概要 Summary

対象患者(patients)
アスピリンを100mg／日で常用しており、抜歯等の口腔外科手術が予定されている患者39人。

治療法(intervention)
手術前後にアスピリンを中止する群（20人）と、中止しない群（19人）にランダムに割り付けし、抜歯などの口腔外科手術を行った。

主な治療、効果判定のための転帰(main outcome measures)
- 50ml以上の異常出血を起こした人数
- 平均出血時間

主な結果(main results)
アスピリンを中止しなかった19人でも、コントロールできないほどの出血はみられなかった。多量の出血が見られたのはアスピリン中止群2人、中止しない群4人で、両群に差は見られなかった（表1）。平均出血時間はアスピリン中止群1.8±0.47分、中止しない群3.1±0.65分で差が見られた（p=0.004）が、正常範囲内（1〜4.5分）であった。

結論(conclusion)
低用量アスピリン療法は、口腔外科手術前に中止する必要はないかもしれない。

原著論文 Ardekian L, Gaspar R, Peled M, Brener B, Laufer D. Does low-dose aspirin therapy complicate oral surgical procedures? J Am Dent Assoc 2000;131(3):331-335.

本論文の理解を助けるためのワンポイント
Commentary

現在でも、アスピリンを常用している患者さんが日常診療の中で抜歯しなければならない状況は、時折見られます。しかし、これから世界でも類を見ない超高齢化社会を迎える日本の現状を踏まえると、全身疾患を有する割合が非常に高い高齢者が、日常の臨床の現場を訪れ、歯科治療を受ける割合が高くなる可能性もあります。したがって、慢性疾患に関係する薬の常用と歯科処置の影響を把握しておく必要があると考えられます。

まず、なぜアスピリンを常用するのでしょうか？ アスピリンには抗血小板作用があるため、血栓、塞栓形成を抑える目的で心筋梗塞や脳梗塞の予防、再発防止に用いられています。日本でも1日当たり140万人が使用しているといわれ、歯科を受診する患者さんにもアスピリンを常用している者が見られます。実は歯科衛生士の業務でも、スケーリングなど出血を伴う可能性がある処置を行う場合、アスピリンを使用している患者さんの出血傾向について把握しておくことは重要です。

本研究では、アスピリンを中止しなかった群でも術中、術後の異常出血などの問題点はありませんでした。その結果、アスピリン療法を中止しなくても、比較的安全に口腔外科手術ができる可能性が示されました。

では皆さんの勤務先の患者さんで、アスピリン投与を中止しなくても本当に良いのでしょうか？

術中に異常出血を起こした人数についてこの研究結果からわかることは、アスピリンを中止する群と中止しない群を比較して、あくまでも統計的に差があるとはいえなかったということです。両群で差がないということが証明されたわけではありません。また、アスピリンを中止することで血栓ができる割合については不明です。研究対象者数を増やせば、両群で異常出血を起こす人数に差が見られる可能性はあります。起こる可能性が低い有害事象（副作用）を評価するためには、このランダム化比較試験の研究対象者数では少なすぎると考えられ、必要な対象者数を推定したうえで症例対照研究などの別の研究デザインで評価されなければならないのではないでしょうか。この場合、症例対照研究では、異常出血症例に対し、異常出血に関連する条件を合わせた対照を選び、リスクを比較することとなります。そのため、ランダム化比較試験やコホート研究に比べると対象者数やかかる時間、費用が少なくてすむ利点があります。平均出血時間については、アスピリン中止群で1.8±0.47分、中止しない群3.1±0.65分と差があったものの正常範囲内でした。しかし、この研究でアスピリンを中止しなかったのはわずか19人で、アスピリン療法を継続したときにコントロールできないほどの出血が起こる頻度をこの結果だけからは判断することは難しく、研究対象者を増やした場合につねに出血時間が正常範囲に収まるかどうかについても不明です。有害事象（副作用）に関しては、患者さんの個々の状況について異常出血や血栓が起こった症例報告などを注意深く見ながら判断していくしかないのが現状といえます。観血処置を行う際には、十分に止血の確認をする必要があると考えられます。

表1 術中の異常出血者数（原著では表2）

術式	アスピリン中止しない群(n=19) 患者数	術中の異常出血(%)	アスピリン中止群(n=20) 患者数	術中の異常出血(%)
単純抜歯*	12	1(8)	9	0(0)
複雑な術式**	5	1(20)	7	1(14)
複雑な外科手術***	2	2(100)	4	1(25)

*単純抜歯：フラップや歯槽骨整形を要しない1歯のみの抜歯
**複雑な術式：フラップを必要とせず、わずかな歯槽骨整形を要する数歯にわたる抜歯
***複雑な外科手術：抜歯前にフラップや多くの骨削除を要するもの

抄訳者　大山　篤／東京医科歯科大学　医歯学教育システム研究センター
島田達雄／鶴見大学歯学部　歯科矯正学講座

その他　36.医療事故

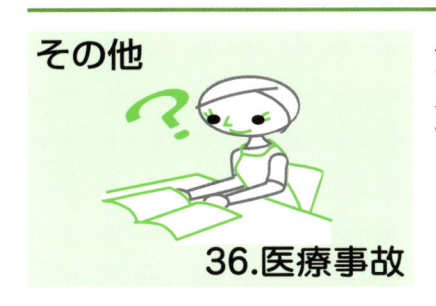

外科における医療事故はどのような状況で起こりやすいか？

その他
36.医療事故

この論文のPECO
- **P：誰に**　米国で手術を要する患者に
- **E：何をすると**　緊急外科手術を行った場合
- **C：何と比較して**　通常の外科手術を行った場合に比べて
- **O：どうなるか**　器具やスポンジの置き忘れ事故が起こりやすい

この論文の目的(Object)　手術時に手術用器具やスポンジが体内に置き忘れられてしまう事故は、どのような状況下で起こりやすいか、を調査すること。
この研究の行われた場所・設定(Setting)　米国・マサチューセッツ州の医師の1/3が加入する医療過誤保険の記録
デザイン(Design)　症例対照研究

この論文の概要 Summary

調査対象(informant)
1事故症例に対し、おおよそ同じ時期に同じ手術を受けて、事故にあわなかった対照を4つの主要な病院から4～5症例ランダムに選んだ。

介入(intervention)
器具やスポンジの置き忘れ事故のリスク因子について、手術時間、出血量、夜間など時間外の手術の割合、手術の途中で看護師が交替した割合などがあげられている。これらの要因についてカルテを調べたり医師に確認し、多変量解析を行った。

主な治療、効果判定のための転帰(main outcome measures)
事故症例と対照とのリスク比（事故症例と対照を比較し、事故症例ではどのような状況下で起こりやすかったかを評価した）。

主な結果(main results)
1）緊急手術が行われた場合
2）術中に予定外の術式変更を行っている場合
3）Body-mass index（BMI：論文8番参照）が高い場合

に事故が起こりやすいことがわかった（表1）。

その反面、手術時間、出血量、夜間など時間外の手術の割合、手術の途中で看護師が交替した割合などについては、症例と対照で差がなかった。

原著論文 Gawande AA, Studdert DM, Orav EJ, Brennan TA, Zinner MJ. Risk factors for retained instruments and sponges after surgery. N Engl J Med 2003;348(3):229-235.

第3部 構造化抄録

結論（conclusion）

医療過誤保険記録を使った症例対照研究で、探索的に医療事故の起こりやすい状況を調べたところ、

1）緊急手術が行われた場合
2）術中に予定外の術式変更を行っている場合
3）BMIが高い場合

に手術用具の置き忘れ事故が起こりやすかった。

表1 手術用具の置き忘れ事故のリスク因子（原著では表3より一部引用）

	リスク比	95%信頼区間	p値
緊急手術	8.8	2.4 – 31.9	<0.001
予定外の術式変更	4.1	1.4 – 12.4	0.01
Body-mass index（BMI）	1.1	1.0 – 1.2	0.01

本論文の理解を助けるためのワンポイント Commentary

この研究は、事故のリスク要因を探索し、リスク比の95%信頼区間が1をまたいでいないもの（リスク比1.0は症例と対照で結果に差がないことを意味します。つまり、リスク比の95%信頼区間が1.0をまたいでいると、症例と対照のリスクはどちらが高くてもおかしくないことになります）は、

1）緊急手術が行われた場合
2）術中に予定外の術式変更を行っている場合
3）BMIが高い場合

でした。もっとも、BMIが高く肥満である場合には、肥満でない場合に比べて医療事故はわずか1.1倍起こりやすいだけで、95%信頼区間も1.0～1.2倍であり、肥満の有無によるリスクにあまり差がないことになります。探索的にいくつもの要因について調べた結果、偶然に差が出た可能性は否定できません。

また、事故の発生率自体、一般救急病院の入院患者の手術8,801～18,760件につき1件と推定されていて、患者個人に対してのリスクはかなり低いと考えられます。しかし病院のリスクマネジメントを考えた場合、いくら医療事故の発生率が低いからといって安易に見逃すわけにはいきません。なぜなら、医療の質を保障するためには、医療事故におけるプロセスの把握、原因の分析は避けられず、システムで対応しなければならない問題だからです。

近年、日本でも医療事故が報道されることが多くなり、医療消費者の医療に対する目も厳しくなってきています。ともすれば結果だけから判断して、結果が悪ければ医療ミスではないか？と疑われることがあります。例えば、歯内治療を行っていて痛みが発生すると、患者さんから医者のせいではないかと言われたりします。事前に「痛くなることがありますよ」と言っておけば、とりあえずトラブルは回避できそうですが、もう少し突っ込んで「このような治療では、〇人に1人の割合で痛くなるようです」と過去の実証データを具体的に数値化して説明してあげたいですよね。また医療は不確実なものであるという現状を私たちは認識しつつ、患者さんに説明していかなければなりません。それがEBMです。医療従事者の使命でもあると思います。

さて、今回の論文は外科領域の問題ですが、この結果を日常の歯科臨床に活かせるでしょうか。手術用具の置き忘れ事故のリスク因子を見てみると、「緊急手術」や「予定外の術式変更」など、予想していなかったことを行うときに医療事故が起こりやすいと考えられます。歯科医療を行ううえでも事前に入念な打ち合わせや予習を行い、起こり得るリスクを想定し対策を立てておくことが、事故の防止につながるといえそうです。

抄訳者　大山　篤／東京医科歯科大学 医歯学教育システム研究センター
島田達雄／鶴見大学歯学部 歯科矯正学講座

その他　37.EBM研究

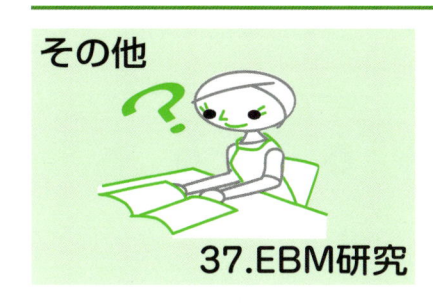

すべての研究は論文になっているのか？

この論文のPECO
- P：誰に　スウェーデンのある薬剤の認可に関する研究者は
- E：何をすると　すべての研究結果を詳細に調査した場合
- C：何と比較して　公表された結果報告だけと比べて
- O：どうなるか　良好な結果のみが公表され、40％は未公表であった

- ●**この論文の目的(Object)** 製薬資本提供の研究における、多重出版、選択出版、選択報告の影響度を調べる
- ●**この研究の行われた場所・設定(Setting)** スウェーデン国内のレビュー調査。1989～1994年の期間
- ●**この論文の研究デザイン(Design)** スウェーデンの薬物管理権威者により報告された鬱病治療の認可を目指した5種類の選択的セロトニン再取り込み阻害剤の42のプラセボコントロール研究のうち、実際に行われた出版について調査した

この論文の概要 Summary

主な結果(main results)

多重出版：21の研究は少なくとも2つ以上の出版があった。3つの研究は5回の出版があった。

選択出版：薬剤の効果が認められた研究は、効果が認められなかった研究に比べて、頻繁に単報で報告された。

選択報告：多くの研究がITT分析を無視していた。またプロトコールの都合の良いところだけを報告していた。

結論(conclusion)

多重出版、選択出版、選択報告の程度は製品毎に異なった。したがって、出版データだけからの選択的セロトニン再取り込み阻害剤についての推奨は、エビデンス・バイアスド・メディシン（スポンサーに有利なEBM）につながるだろう。

原著論文 Melander H, Ahlqvist-Rastad J, Meijer G, Beermann B. Evidence b(i)ased medicine-selective reporting from studies sponsored by pharmaceutical industry: review of studies in new drug applications. BMJ 2003;326(7400):1171-1173.

第3部　構造化抄録

本論文の理解を助けるためのワンポイント
Commentary

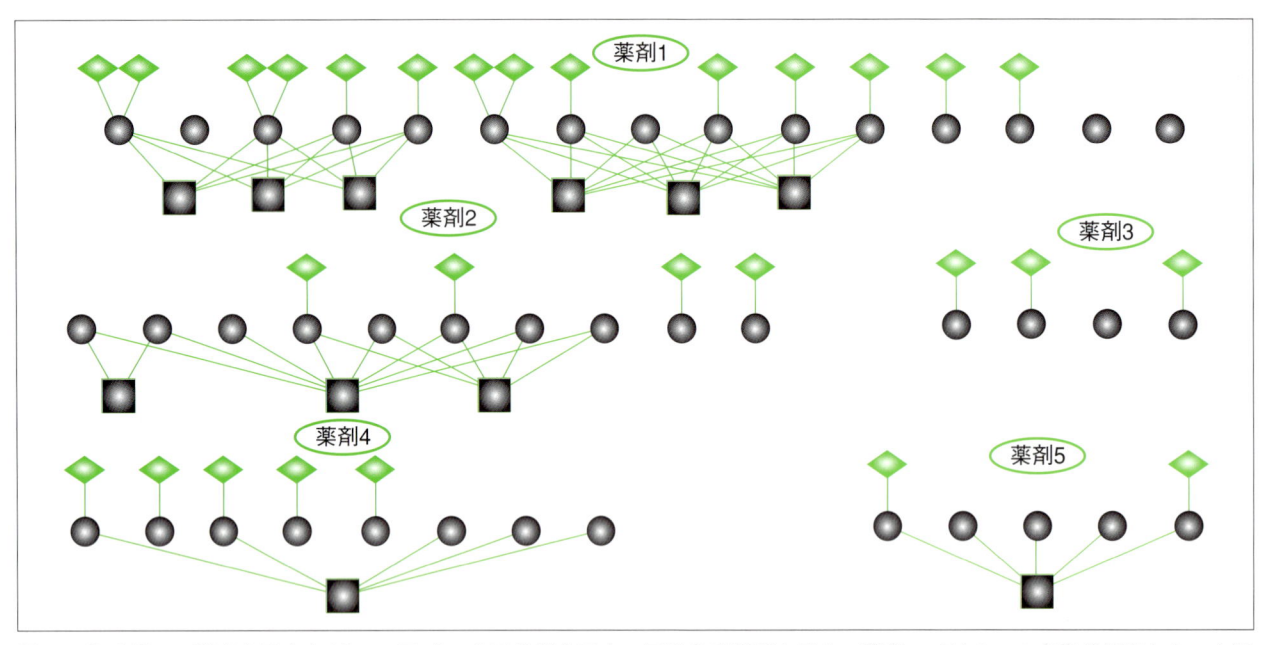

図1　○は個々の研究を示す（原著では図1）。◇は出版を示す。□は多重出版を示す。薬剤1では2つの有意差が出なかった研究は出版されていない。薬剤2では、5つの有意差が出なかった研究は単独報告はされていない。このように、研究はされたが単独報告されなかったものが60%にのぼると指摘されている。

　図1は鬱病治療薬の個々の研究と、その結果をどのように出版したかを示しています。大切なことは、すべての研究結果が皆発表されているわけではないことです。

　○は実際の研究で42研究、◇は単独論文出版で28研究です。しかし薬剤1の研究のうち3つは2つの論文を出し、2つで1つの発表完結（full stand alone publication）と考えると、28−3＝25の出版があったことになります。25/42という計算から、単独報告率は60%になります。

　引用文献にも、「似たような研究で62%が単独報告率だった」と書かれています。つまり、研究のうち4割は出版されないことになります。また、有意差がないものほど出版されにくい傾向にあります。このことからも、出版された論文だけでメタアナリシスをするのは、問題が多いと考えられます。

　システマティックレビューは、コクランレビューのように、単に出版されたものだけでなく、研究者への電話連絡など埋もれた研究も引っ張りだすという地道な努力を重ねないと、出版バイアスの少ないすべての研究データを手に入れることは難しいわけです。安易なメタアナリシスは危険で、間違った結論を導きやすいのです。

　レビュー論文、メタアナリシス論文のチェックポイントは、その統計手法にまどわされることなく、まずきちんとすべての論文を集める努力をしたかを見ることが大切です。Medlineだけを検索した論文などは、残念ながら低い評価しかできません。

抄訳者　豊島義博／第一生命保険相互会社　日比谷診療所（東京都千代田区）

歯科医学および関連分野の臨床研究、臨床総説、臨床報告、症例報告等で、
臨床系研究者の今後の研究、および臨床医の日常臨床に役立つ論文を掲載する予定です。

Clinical Research in Dentistry

歯科臨床研究

創刊号

編集顧問
中原　泉

編集委員長
岩久正明

編集副委員長
住友雅人

編集委員
井出吉信
小野瀬英雄
覚道健治
加藤　熙
小宮山彌太郎
高木裕三
花田晃治
森戸光彦

●年2回刊行　●サイズ：A4判変型　●136ページ　●定価本体：2,600円（税別）
本広告内の表示価格は消費税抜きです。ご購入時には別途消費税が加算されます。

クインテッセンス出版株式会社
〒113-0033　東京都文京区本郷3丁目2番6号　クイントハウスビル

謎解き口腔機能学
―すべては口から始まった！―

- ●下野　勉＝監修　岡崎好秀＝著
- ●サイズ：B5判　●240ページ　●定価本体：5,600円　●2003年10月発行

『なるほど ザ 保健指導』『楽しさ100倍！保健指導』の著者がおくる第3弾！
今回は「謎解き口腔機能学」と題して、歯学はもちろんのこと、著者がこれまでに蓄えてきた古生物学、動物学、植物学、生理学などの知識を活用して、「何のために歯が萌えるのか？」「なぜヒトは1回しか歯が萌え代わらないのか？」「なぜ歯は下顎の前歯から萌えるのか？」などの「謎」を解き明かしていく。ヒトのみならず、恐竜やサメの生態を例にあげ、生物の口腔機能や呼吸機能、発音機能などについて、ごく当たり前のこと、常識として考えられていることを動物・植物の進化の過程を通して、わかりやすく、楽しく、そして身近な話題に結びつけて解説している。
歯科医療従事者が口腔機能をはじめとした生物個体のメカニズムを、もう一度勉強しようと思うならば最適の一冊となるであろう。

楽しさ100倍！保健指導
―心が動けば体も動く―

- ●下野　勉＝監修　岡崎好秀＝著
- ●サイズ：B5判　●260ページ　●定価本体：6,000円　●2000年8月発行

「予防歯科」の実践に欠かすことのできない「保健指導」のノウハウを満載した。各章読み切りの本書は、相手が「共感」し、実践してみたくなる「指導」＝「相手の心を揺さぶる指導」を、様々な切り口から人の心をつかむ保健指導のネタ、アイデアを提供すると共に、「納得型指導」に必要な発想法を読者が自然と身につけることができるよう構成した。診療室、学校歯科保健、高齢者教室、在宅ケアなど「予防歯科」の観点が必要とされる現場ですぐに役立つ一冊です。

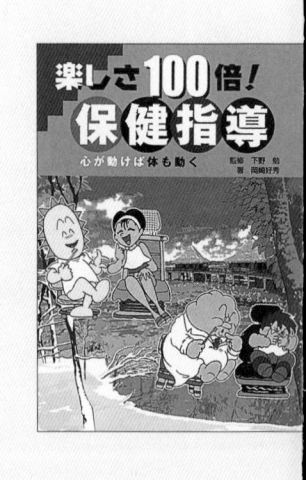

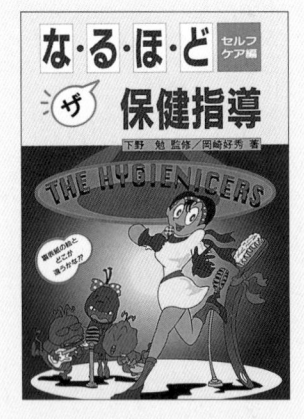

なるほど ザ 保健指導　―セルフケア編―

- ●下野　勉＝監修　岡崎好秀＝著
- ●サイズ：B5判　●195ページ　●定価本体：5,437円　●1996年5月発行

患者指導や健康教育は「おもしろくて、ためになるものでなくてはならない」という視点でまとめられているのが特徴。知識つめこみ型で相手を「説得」するのではなく、相手を納得させ、相手の心に残る指導をするための柔軟な発想法が楽しく、わかりやすい形で解説している。すぐに役立つ指導のネタをクイズや教材、媒体として編成し、多数掲載した。

本広告内の表示価格は消費税抜きです。ご購入時には別途消費税が加算されます。

クインテッセンス出版株式会社

〒113-0033　東京都文京区本郷3丁目2番6号　クイントハウスビル
TEL. 03-5842-2272(営業)　FAX. 03-5800-7592　http://www.quint-j.co.jp/　e-mail mb@quint-j.co.jp

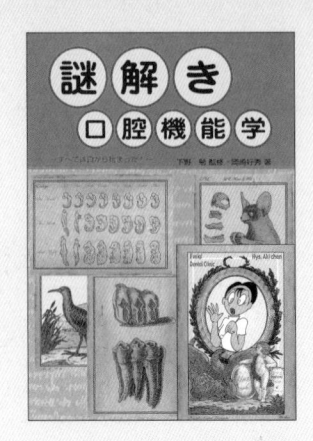